MAI ABBASTANZA

SI AMA

LA FUGGENTE VITA

I0417202

Meraviglia da danza
e da combattimento

Gianfranco Damico

Prefazione

Damicochi? Quando mi parlarono per la prima volta di Gianfranco Damico mi raffigurai un quadro d'insieme che avrebbe ridicolizzato una splash page di Bill Sienkiewicz. Piazzai perciò la mia idea di chi fosse davvero questo signore nel pozzo delle faccende perdute e decisi che in fondo uno come lui, dannazione, no, non esisteva, non poteva esistere, non a Siracusa per lo meno. Forse a Trantor fra diecimila anni oppure ad Atene qualche millennio fa, ma non a Siracusa, non adesso. Di chi mi avevano parlato? Di una specie di punkjedi dotato di super intuito, neurofattore rigenerante, retorica d'adamantio e logica raggelante. Vola pure? Chiesi e quindi risi come uno scienziato pazzo. E me ne tornai a casa sicuro che tutto cambia per non cambiare niente, non è importante la meta ma il viaggio e curre curre guaglio' perché quella maglietta era tanto stretta al punto che m'immaginavo tutto. Più che un uomo ero un luogo comune vivente. Io stesso non mi sarei elemosinato cinquanta centesimi se mi fossi incontrato mentre uscivo dalla libreria con la solita sensazione che da un po' provavo a buttare giù, senza successo, con birra e chinotto. Come aver bisogno di qualcuno che m'insegnasse a "smettere di essere me stesso", ma con leggerezza, cazzeggiando come solo Gianfranco Damico sa fare quando tra una battuta e l'altra prende i tuoi paradigmi e te li restituisce come se avessero fatto quindici round con Marvin Hagler.

Intendiamoci, non sono migliorato, sono sempre la solita persona poco affidabile che ama i fumetti con i mostri, i film con i mostri e le battaglie, e legge libri scritti da scrittori mostruosi dopo interminabili battaglie. E sebbene io sia rimasto di un'ignoranza mostruosa, battagliera e irredimibile, e continui a vagare in questa notte senza nome che ci costringe ad ascoltare musica di cacca e a credere nel Moccio del grande fazzoletto giallo dei Gorgonauti, ecco, da quando un giorno non meno inquinato di tanti altri giorni nella zona morta a ridosso del petrolchimico il pozzo delle faccende perdute mi ha restituito i libri di Gianfranco Damico che vi avevo buttato, lì sotto a giacere con altre centinaia di libri che mai leggerò perché sono di un'ignoranza irredimibile eccetera eccetera; ecco, da quel giorno si è accesa una lampadina. E ho capito che Gianfranco Damico è un supereroe. Ma non di quelli che salvano il mondo menando a destra e sinistra con la super forza. No. Lui è uno di quelli che con la sua intelligenza rende il mondo, il mio mondo, un posto migliore.

Angelo O. Meloni

Introduzione

Cara lettrice, gentile lettore,

Ho amato profondamente i miei due libri precedenti, e li amo tutt'ora, come due creature venute su benissimo e che mantengono le loro promesse. Lì ciò che penso possa essere un percorso verso integrità e benessere è stato dispiegato al meglio di come il mio pensiero lineare, logicamente integrato, potesse fare. Sono orgoglioso di averlo fatto e felice della vostra entusiastica risposta. Eppure adesso ho la netta sensazione che qui io sia giunto laddove desideravo ardentemente arrivare. Perché qui la forma stessa del percorso rispecchia più fedelmente il modo in cui la nostra mente funziona -differenti aree stimolate che processano "pezzi" di informazioni diverse, integrandole poi in una percezione unica e complessa. Ecco, la scelta di scrivere per singole visioni, per piccole notazioni, flash concettuali e piccole storie è la scelta di stare accanto alla magnifica, ricchissima, poliedrica struttura della vita.

Ho suddiviso quelle visioni in arcipelaghi, ognuno dei quali porta la bandiera di un colore: BIANCO, che è il colore neutro, quello che assorbe e registra e restituisce un mondo costruito: l'Io/Me, l'identità, il dentro che legge il fuori; VERDE: la natura, la biologia, l'essere, perché per me l'essere è innanzitutto dentro il dispiegarsi meraviglioso delle molecole, delle cellule, della struttura dell'universo. GIALLO, colore pulsante del sole, centro di forza irradiante: l'energia, la libido, tutto ciò che è movimento, realizzazione, prospettiva evolutiva. BLU, il grande oceano del mondo in cui ci muoviamo e intessiamo le nostre trame: il fuori, gli altri, la società, la mia terra, il pianeta. ROSSO: il combattimento, l'attacco che disvela, la passione dello smascheramento. NERO, poiché vulnerabilità, imperfezione e morte sono ombre costantemente al nostro fianco e straordinario contrappunto che fonda la nostra stessa luce.. ARGENTO: ciò che non è dicibile, l'abisso che sta sotto ogni cosa, la bruma, il silenzio, il mistero entro il quale ci muoviamo, la malinconia che ne coglie l'eco. ROSA: la leggerezza, la frivolezza, lo scherzo che dice, sotto il suo velo leggero. INDACO, la mente limpida, la chiara visione, la consapevolezza, lo spirito, la saggezza del vivere. E Infine le USCITE, perché c'è un momento in cui dovrai guardare dall'alto o alle tue spalle.

Questi colori, amico mio lettore, ti accompagneranno nel viaggio attraverso un arcipelago di isole che, insieme, costituiscono l'universo di ciò che per me va oltre un percorso di coaching, di un cammino strutturato di "crescita personale", e che affonda dritto in quella che è ai miei occhi la più grande, la più magnifica, la più sublime e tremenda delle avventure: quella pura e semplice e meravigliosa dell'esistenza.

Lì, e solo lì, nell'intero arco dei colori, si può essere compiutamente e pienamente uomini e donne.

BIANCO

1. Siamo quello che mangiamo? Bah, forse, un poco. Come mai non sono allora una parmigiana o un piatto di pasta al pomodoro, cibi che trangugio con libidine? Siamo, piuttosto, quello che pensiamo e sentiamo. Siamo il nostro movimento nella vita e le tracce che generiamo in essa, come onde in propagazione: la nostra politica esistenziale.

2. L'Io è ineludibile. Pur avendo statuto ontologico illusorio, esso determina ciò che è la nostra concreta esperienza della vita. Se ha limpida e critica autoconsapevolezza di sè e rimane fluido e aperto al flusso e alla meraviglia, allora costituisce una Brillante Identità. L'assunzione della responsabilità personale e della pratica dell'agire lo veste di una Grande Personalità. Se perde quell'autoconsapevolezza, allora è un Io Opaco, spuntato; se rinuncia alla responsabilità personale muove verso la mediocrità. Se smette di essere flusso nel flusso e si sclerotizza in rigidi confini, diventa un Ego, belligerante statua di sale della coscienza. Se quell'autoconsapevolezza diventa compiaciuta contemplazione di sè, diventa un Ego Narcisista. E se assomma a questo anche una scarsa capacità di intelligere, diventa un Ego Narcisista e Infantile. La qualità della nostra traccia nel mondo dipende da dove noi siamo in tale tassonomia.

3. Io canto l'individuo. Io canto la singolarità dell'individuo nella sua primaria appartenenza a se stesso. Io canto l'uno che identifica la sua specificità irriducibile e la nutre, che apre gli occhi alla bellezza del mondo e vi pone

sopra il suo sguardo. Io non amo l'insieme, le congregazioni, l'appartenenza, la fedeltà, l'affiliazione. Io canto l'individuo, il non diviso da sè, il costruttore della propria integrità, il governatore delle proprie splendide scissioni, il mandante ultimo di ciò che gli accade. Io celebro la persona, non i gruppi. Io celebro l'unicità del singolo che si rispecchia nella limpidezza del cielo, perchè li dentro è libera la sua capacità di vedere e ascoltare gli altri, e di lasciarsi toccare e di agirvi insieme, senza dei e codici a presidiare il ciglio del dialogo. Io saluto la comunità di individui, non l'individuo rapito nella comunità, perchè la qualità molteplice sia preservata e fiorisca, e nessun piedistallo sbarri il passo al cammino e soffochi l'orizzonte. Io credo nell'individuo fluido, che ha lasciato dietro di sè la rigidità dei confini e fluisce, dimentico di sè, nella bellezza del mondo. Con gli altri. Insieme ad altri. Già parte di qualcosa, ma con nel cuore il segno   invincibile   della   libertà.

4.   Ho 48 anni, non sono più di sinistra, non sono di destra e non sono neanche di centro. Sono altrove, in un altrove che si mostra in tutta la sua scintillante, misteriosa bellezza.

5.   Io, così meravigliosamente pieno di dubbi, su tutto, anche sulle mie certezze, non ho dubbi su una cosa: sono una pecorella smarrita. A un certo punto ho aperto la porta dell'ovile e mi sono smarrito. E in quello smarrimento, che dura tutt'ora, non ho provato alcuna nostalgia per quell'ovile, e per ogni ovile. E ho trovato la vita bellissima!

6.   Ciò che mi colpisce, in ciò che scrivo, è come quando questo sia scritto assuma la forma d'una qualche cosa che io

creda fermamente, d'una qualche certezza. Mentre io so di non possederne intimamente alcuna. E' come acqua mobile che assuma la forma della roccia quando vista dall'esterno - persino al mio stesso occhio. E che in me, invece, incessantemente, nelle cavità, continua il suo fluire.

7.   Sono un pagano e un eretico. Professo la possibilità infinita. Credo d'essere, culturalmente e mentalmente, nella carne, un senza fissa dimora. L'orizzonte, e ciò che cela, m'abbaglia e mi seduce. Il punto nella mia vita -mi è sempre più chiaro- è che lì in fondo al mio cuore, e splendente nella mia mente, più che il potente, magnifico, conquistatore di imperi Alessandro Magno a cavallo, c'è il Diogene Laerzio che, da terra, gli dice perentorio di spostarsi che gli fa ombra sul suo magnifico sole.

8.   Tutto il mio lavoro, in fondo, spiega la sua ala sul mondo di monsieur Magritte. L'incontro misterioso tra lo sguardo e l'innominabile realtà. "Il surrealismo bandisce il già visto per la ricerca perenne del non ancora visto". Sono il primo formatore coach deliberatamente surrealista. Certificato dall'Astratto e dal sogno. Io fomento lo splendore.

9.   Contraddittorietà,   pigrizia,   tendenza   alla contemplazione piuttosto che all'azione, attitudine al disordine esterno, riluttanza a innescare conflitti anche quando servono; sono alcuni dei difetti in me che non ho sconfitto. Ma due conquiste, due grandi vittorie splendono nella mia vita: nessuno, dico nessuno, ha il potere di

provocare in me un senso di offesa e nessuno, dico nessuno, può mettermi in soggezione.

10.   Succede ancora. Da quando ero giovanissimo. E succede anche ora. Gianfranco l'entusiasta, Gianfranco il candido. L'ingenuo. Io, soprattutto rispetto alla battaglia dei lupi furbastri nell'agone sociale, sarei ingenuo. Ma cos'è, l'orizzonte in me che resta aperto alle possibilità, l'ascolto incondizionato, la disponibilità e la meraviglia per la differenza, che leggete così? Ah ah! Innocente come una colomba. Scaltro come un serpente. Solco il vostro mare, all'insaputa   del   vostro   cielo!

11.   Sono innamorato della vita. I singoli dettagli mi entusiasmano. Credo nell'eccellenza e mi appassiona il mio lavoro. La storia dell'umanità mi lascia senza fiato. Ma, ecco qui la domanda da un milione di dollari: c'è una parte di me che resta estranea al mondo, al teatrino degli umani. Indubitabilmente e drasticamente. Chi è? E soprattutto, che minchia vuole da me?

12.   Sul mio profilo facebook, ho scritto per prima cosa "ristoratore". Ma non è vero. Mia moglie è "ristoratore", è lei il capo. Io sono il servitore ai tavoli. Sono un cameriere. Sono convintamente un cameriere perchè fare il cameriere è una delle palestre umane più straordinarie che si possano immaginare. Il cameriere ha qualità inflessibili e flessibilità qualitativa. Deve avere un profondo spirito di servizio a partire da una perfetta centratura interiore. Deve portare forti posizioni sul mondo ma piegarsi all'ascolto dell'altro. Deve osservarlo, l'altro, in grande silenzio, per osservarne il

mondo e percepirne la musica interiore, in uno sguardo anche; deve dunque affinare lo sguardo. Deve amare la vita e le differenze, perchè solo così può dispiegare la sua accoglienza. Deve avere una grande forza e un perfetto equilibrio per non vacillare davanti ai saccenti e agli offuscati; qui, deve persino portare la possibilità dell'incontro e uno scarto emozionale in avanti. Deve lasciare spazio ed essere pronto a recare qualcosa di più in quello spazio. Deve conoscere la discrezione e i ritmi della relazione, danzandovi con leggerezza, con ironia, mai con banalità. Il cameriere conosce il ricamo del sorriso e i merletti della lingua. Il suo gesto è sicuro, agile, elegante, mai precipitoso, mai sciatto. Il cameriere è il perfetto apprendista filosofo e porta un misurato entusiasmo. Il cameriere dispiega la sua forza mentre si inchina, con la sua dignità intatta e indiscutibile.

Limo la mia imperfezione mentre vi porto il cibo al tavolo e converso con voi.

Benvenuti!

13.   Da qui, a 5 anni, mi sdraiavo sulla pietra tiepida di sole e davo nome e forma alle bianche nuvole. Le nuvole, in cambio, davano mobile e aerea forma alla mia mente.

14.   Non sono un difensore dei popoli oppressi o un salvatore della foca monaca. Sono uno sporco individualista. Che sente la puzza dell'incongruenza e dei pavoneggiamenti dell'anima a distanza di chilometri.

15.   Si passa attraverso esperienze, sempre dentro relazioni, e si scopre che si arriva dove non ci si aspettava di arrivare. Qualcosa in me è definitivamente cambiato. Altro sta bussando e chiede voce. Non vi sono dubbi che "lo scopo della vita" che mi accompagna da 7 anni, non è più valido. E chi ti partorisce, anche per fastidio, anche per contrapposizione, è sempre l'altro. L'altro, con l'esperienza che ti porta, ti serve a riconoscerti. Sapere chi sei, o chi sei diventato. Ri-conoscerti: conoscerti ancora, di nuovo.

16.   Svegliato, andato a raccogliere finocchietto in campagna, fatto la spesa al mercato, lavorato in trattoria e parlato con gente diversa, fatto bagno respirando a fondo, rallentando i battiti, guardato il magnifico temporale, scritto e parlato con 2 nuovi clienti coach, letto Montaigne, andato in macchina con mio figlio e chiacchierato con lui, preso caffè di fronte al tramonto, guardato facce, tornato a casa, giocato e letto libro con la mia principessa, guardato la mia splendida signora che mi mostrava i costumi nuovi, visto concerto con Amy Whinehouse guardandola dritto negli occhi, cercando di scorgere le tracce di un destino. Vissuto, vissuto. Nessun grande sogno, nessun grande obiettivo. Io sono il sogno, io l'obiettivo. La vita mi scorre dentro facile, misteriosa, irruenta. Sono irriducibile alla disciplina dell'ambizione. Pieno già. Troppo pieno.

17.   Ieri fatto il giro delle chiese per i sepolcri. Il silenzio. Le candele. Quei piatti con i germogli. Li facevo sempre da piccolo, con mio nonno, con grande cura. E le sedie portate a mano in chiesa, per la notte della resurrezione, o per quella

della nascita di Cristo. C'era magia nell'aria. Non so. So esattamente cosa ho guadagnato, crescendo, spostandomi. Ma di ciò che ho perso? Non so se la religione abbia a che fare con ciò che chiamate dio. So per certo che ha a che fare con un sottilissimo, raffinatissimo, sublime, graffiante paesaggio emozionale in me. E non c'era nulla di banale in quel paesaggio. Ieri ho guardato a lungo le varie figure di cristo in croce. In silenzio. E' stato bello. Ci conoscevamo.

18.   Un caro saluto, un forte abbraccio, un sorriso di sincera amicizia e vicinanza e un "buona giornata" a tutti voi che in questo momento vi state alzando per poi recarvi in un ufficio.
L'ufficio è la cellula prima delle nostre società, è la cattedrale dei tempi moderni, il sancta santorum della produttività che fa girare il mondo.

Ma è al chiuso. Cinque muri massicci a separarci dalla figata sensoriale che è il mondo. Dal vento, dal sole, dalle nuvole che scorrono, dai profumi, dai suoni. Una scatola. A tempo   fisso.
Ho sempre guardato con un misto di stupore, un senso di tragico eroismo e un pizzico di controversa ammirazione chi spende 8 ore della sua vita per 5 giorni a settimana dentro un ufficio. Davvero, siete incredibili, e non posso che   provare   affetto.
Io sono sempre stato terrorizzato da un ufficio. Da qualunque ufficio, a qualunque grado gerarchico. So che li dentro vi sono persone che fanno andare la mente da scoperchiare qualsiasi muratura. Ma io no. L'ho vissuto, l'ufficio, e non mi è piaciuto. Io ho bisogno del cielo che urla

sulla mia testa e degli spazi che cantano. Ho bisogno di sapere che non so dove sarò venerdì prossimo alle 12 e 18 del mattino. Ho bisogno di sceglierle le mie 5 mura, non di subirle.

Come un indiano Sioux Oglala, come un selvaggio, portato dentro una scatola di muratura, e con tempi comandati, appassirei di malinconia e nostalgia.

Ringrazio gli dei, ogni giorno, con tutto il mio cuore, per avermi salvato da un ufficio.

Per avermi regalato, fresco, intatto, fluido e magnifico, l'intero mondo. E la mia libertà per come l'avevo sognata. Buon lavoro a tutti. Sincero. Faccio il tifo per voi!

19.   Ho avuto sempre dei "Maestri". Anzi, mi sono sempre scelto dei Maestri. Qualcuno che ha viaggiato in un modo, o in un "luogo", dove tu non hai ancora viaggiato. Quando ne identifichi uno, diventi uno che impara. Ma non sono mai, mai, mai diventato un discepolo. Di nessuno. Nessuna venerazione, nessuna soggezione. Ho dialogato col Maestro di turno. Con gioia, con curiosità, con grande rispetto, aperto, sveglio. Non ne sono mai diventato un discepolo. Sono discepolo di me stesso. E mi sono spesso mandato al diavolo. Il maestro di turno mi ha aiutato anche in questo. E poi siamo stati solo amici.

20.   Avendo io a partire dai 14 anni lavorato, per sfangarla, in bar e ristoranti, mi capita spesso, ancora ora, che entrando da qualche parte, il cameriere o il barista mi

riconosca. Mi sorride. Forse anche felice di prendersi ancora il gesto di attenzione da questo qui vestito da dottore. Ci riconosciamo. Questa cosa qui, mi da sempre un sottile moto d'orgoglio. E mentre esco, e il me tutto intero si dice quanto è stupido tutto questo, una parte di me sorride. Una parte che mi è molto cara.

21.   Propaggini sud occidentali degli Iblei con nuvola e profumo di pioggia, da Opel Zafira blu; alla radio Igor Stravinskij con il suo dolente omaggio a Dylan Thomas. Un simile momento concesso a me nell'anno del signore 2013, domenica 18 agosto, alle ore 17.56.

Il resto va bene, tutto il resto va bene, ma toglietemi tutto e lasciatemi i miei cari indenni e un po' di cibo e io sarò ancora l'uomo più ricco, il più felice del mondo.

22.   Il punto è che tra il farmi 4 piani in ascensore oppure scendermene per le scale, scappo via dall'ascensore, e che tra andare dalla stazione al Duomo in metro, qui a Milano, o a piedi, scelgo di camminare. E' più forte di me, è cosa che si trasforma in impulso. Ho sempre scelto di camminare, guardando come invasato attorno, pago di questo ad ogni passo, come se quell'atto potesse racchiudere in sé già lo scopo, come fosse scopo a sé, ben oltre la meta. E come, dopo averla comunque raggiunta, la meta, l'orizzonte si sposti già più in la, in altro cammino. Sono nomade dentro, il cielo aperto mi chiama e diventa impulso nervoso ai muscoli. E lì dentro, nel prossimo passo, sta tutto il nocciolo della mia beatitudine. Tenetevi le mete. Ovvero, le mete vanno pure bene, definiscono una rotta e un cammino. Ma lì

in mezzo lasciatemi, vi prego, il vasto respiro del cammino.

23.   Una delle frasi che ha cambiato la mia vita fu "Si sta schiodando un temporale dal cielo". Celine. Sta, credo, all'inizio di "Viaggio al termine della notte". Ci puoi sentire tutta la portentosa sensorialità della cosa. Ci senti quel tormentato sospirare di chiodi, la torsione indicibile, lenta, inesorabile e poi...WRAAAMM!...la furia degli elementi che precipita, che si abbatte sulla terra. Wow! -dissi- si possono descrivere le cose in questo modo! Si possono usare le parole così! Avevo 17 anni. Il linguaggio non fu mai più lo stesso per me. E neanche la mia vita.

24.   Mi ricordo una volta una ragazza, mi piaceva, ma io non facevo un passo ch'era uno; non credevo potessi interessarle. Un giorno lei mi guardò e mi disse: "sei dolcissimo quando ti mangi le unghie". Io pensai, ecco, il massimo che riesco a smuovere è un atto di buffa tenerezza da semi deficiente. Mi rintanai ancor di più. Non capivo. Non ho mai capito. Vent'anni dopo quella ragazza divenuta felicemente madre e compagna mi disse che era stata innamorata di me. Mai capito un tubo io! Le unghie me le sono mangiate sempre. Non è nervosismo ansioso, è il turbine dentro di me. Ed ecco, me le mangio ancora. Mia moglie mi rimprovera, dice che non fa stile e che c'è una percezione, una presenza di sè, da non perdere mai. Mi trova dolcissimo in mille altri modi, ma mangiarsi le unghie no, soprattutto se sei su uno scranno. Io la trovo straordinaria, trovo a mia volte dolcissima questa sua eterna, elegante compostezza. E' vero, è stile. Io resto contadino dentro, e lei mi pare regina. La mia bimba s'è addormentata ed è di una bellezza immensa. Col mio

cucciolo gigante domani facciamo il nostro primo viaggio insieme: Roma. Spero sia più furbo, lui, di me, con le donne. Ma mi sa di no. Anche lui si mangia le unghie, e mi fa sciogliere il cuore. Ho 48 anni. Il tempo è stato clemente col mio corpo. Non riesco a credere, ogni santo giorno, a questa fortuna che mi sorride accanto.

25.   C'è una cosa che vorrei dire a te, mio carissimo amico che non capisci il mio rapporto con la Sicilia, ed è che io incontrai e amai ad un certo punto della mia vita personaggi e letture come "Ubu Roi" di Jarry, "Gargantua e Pantagruel" di Rabelais, "Don Chisciotte", Pirandello: regno, tutto questo, del grottesco, della follia, della miseria umana, della maschera, del paradosso, del parossismo. Aggiungi a questo il mio romanzo culto, "Viaggio al termine della notte", col suo sulfureo cinismo e la sua poesia della morte, e Bukowski, col suo spiritualissimo, carnale nichilismo. Per chi ami tutto questo, amico mio, la Sicilia resta il più magnifico, il più sontuoso, il più eloquente dei palcoscenici esistenziali. Poi c'è il resto. Tutto il resto. L'idiozia pura, certo, l'immobilismo insopportabile, la mediocrità della mente mafiosa, ma anche, ancora, la pienezza stordente dei sensi che si nutre di momenti. Aspetto di migrare anch'io, con un sogno infranto nel cuore. Nel frattempo, scelgo di godere.

26.   Ieri, mentre ero in pausa caffè dalla trattoria, un'amica passando finisce il nostro breve e affettuoso scambio con un "...e tanto successo!". Io ci penso mezzo secondo e ribatto con un "beh, basta la pace; lascialo stare il successo!". Manco il tempo di bearmi di questo colpo spacchiato di saggezza

che una voce dentro di me mi dice: "ma va, piantala minchione!". In effetti, sebbene io sia portato a pensare al successo come un vegano può pensare a un caddozzo di sasizza, mi sono chiesto: ma davvero tu, Gianfranco, puoi disprezzare una cosa come "il successo?". Ma davvero ne puoi fare a meno? Cos'è che vuoi tu? Sono andato intanto a vedermi su Treccani la parola, e ho trovato cose come "riconoscimento dei propri meriti; favore pubblico; detto di qualcosa che ha conseguito risultati particolarmente felici". E dunque Gianfranco, tu saresti immune dal richiamo di tutto questo? Ma va, dai! E per cosa scrivi tu, per te stesso? E qui su facebook, sei indifferente ai "mi piace"? E se da domani tu perdessi questa sorta di piccola, minuscola, ridicola "fama" che ti porta affetto e stima da parte di persone magnifiche, saresti ancora così leggero e soave e soddisfatto di te stesso? Ma smettila! Certo, mai, mai, mai ti ha divorato da dentro un'ambizione di potere, di dominio sugli altri, di denaro . Ma il successo è altra cosa. Il successo è quando fai qualcosa che reputi buono e bello e degno, e là fuori il mondo, numeroso, dice: "wow, guarda, quello ha fatto una cosa buona e bella e degna". Riconosce cioè quella qualità che tu attribuisci al tuo operato. E davvero si può fare a meno di questo? Cos'è la pace se non ciò che deriva da questo? Dal mondo che "crea", letteralmente, la qualità che in te è soltanto fino a quel momento immaginata? Ho spesso pensato, nella mia vita, a Herman Melville, che non seppe mai di aver scritto "Moby Dick" per come oggi lo pensiamo noi; non se lo filò nessuno Moby Dick finchè lui fu in vita, del tutto frustrato da ciò, e impiegato fino alla morte in non ricordo più quale ufficio. Gianfranco, tu vuoi la pace, senza "il successo", grand'uomo? Tu sei così? Ma va a cacare!

Siamo lì, cercando di fare il nostro meglio e sperando che il mondo si accorga di noi. Siamo questo. Poi, li dentro, esistono vari gradi di schiavitù, e si lotta perchè la catena non serri troppo al collo e allo sguardo.

Ogni possibile libertà non può partire che dal riconoscimento di questo.

Il resto sono stronzate. Il resto è cattivo misticismo e yoga e meditazione e miserabili spacchiamenti spirituali vari. Forti quanto uno sputo ridicolo su un diluvio.

27.   Io metto in scena me stesso, certo, che altro faccio? Non conosco altro. Di null'altro potrei parlare con la stessa ragion veduta. Io posso, semmai, parlare del mondo così com'esso si riflette dentro il mio paesaggio. In ciò voi, forse, potete cogliere qualche risonanza, qualche corda che vibra in comune, qualche immagine che vi parla. Ma oltre a ciò, nulla. Io non so niente del mondo. Mettere in scena se stessi ha certamente a che fare col narcisismo. Ma, per dio, Narciso non si innamorò di sé, non si chiuse nell'autocompiacimento. Narciso sprofondò nella sua immagine riflessa; guardò se stesso e si vide. La consapevolezza e il senso dell'Io che ne nacque fu l'oggetto del suo amore e della sua meraviglia. Narciso nacque a se stesso, completò la sua nascita in quel momento e fu definitivamente   umano.
Io metto in scena me stesso. Anche voi lo fate, ineluttabilmente. Non si parla che di se stessi, sempre, la differenza è che io ne ho coscienza. Voi credete di parlare

del mondo, degli altri, delle cose, mentre non parlate che del riflesso del mondo, degli altri, delle cose in voi. Quell'immagine nell'acqua, evanescente eppure nitida, non vi siete soffermati a guardarla. Spesso, narcisi a metà, non siete del tutto nati. Fate-finta-di. Ancora. E' tutto lì. Protagora aveva torto. Ovvero, aveva ragione a metà. "L'uomo è la misura di tutte le cose". No, mio antico straordinario maestro, non "l'uomo"; è troppo generico, troppo astratto. L'"individuo" è la misura di tutte le cose. Quell'unico, specifico, irripetibile, incarnato individuo che guarda e sente e struttura in parole. Quell'individuo misurerà ogni cosa col suo metro. E non ci sarà mondo che non sia visto e detto a partire da quel metro, non esiste palcoscenico che possa contenere altro che la rappresentazione di se stessi. Io metto in scena me stesso. Che altro potrei fare? Camminiamo, fianco a fianco, io e il mio compagno Narciso. Non ci bastano gli occhi e non ci bastano cuore e orecchie. Camminiamo contemplando quella nostra immagine che contiene tutto. E non ci scordiamo, stupefatti, di guardare la vostra nella nostra.

28.   Piantarla di essere se stessi non è affatto una sorta di rinuncia al sé, non è una pratica ascetica di annullamento della propria volontà e del proprio sguardo; meno che mai è una cessione di amor proprio, di tenerezza per se stessi, di rafforzamento del proprio intendimento e intento. Piantarla di essere se stessi non va confuso con una guerra al proprio Io. Esso è, al contrario, una presa di coscienza che l'Io è senza confini, che è dunque sconfinato. E dunque mobile, e dunque aperto e includente. E' sapere che l'Io è una storia, nient'altro che una storia raccontata a cui potete aggiungere

qualunque voce e qualunque pagina e qualunque scarto di passo e direzione, in un'azione e una volontà dalla quieta potenza; ed è la VOSTRA storia. Piantarla di essere se stessi rende più forte l'Io, non più debole, poiché lo rende diffuso e lo fa combaciare col mondo; ma non rendendolo mai quella rigida statua di sale che è l'Ego, lo libera definitivamente dalla tensione della difesa, dalle mura poderose, dal dispendio dell'attacco che ferisce, dall'ingombro dell'offesa. Quando la piantate di essere voi stessi, la vostra porta è aperta, e pur essendoci in voi un potentissimo centro irradiante –che nessuno, dico nessuno, potrà mai eludere- nessun ladro vi potrà più entrare, né voi sarete mai più ladri ad alcuno. Perché il confine tra voi e loro, tra dentro e fuori, è caduto, e voi siete diventati respiro e acqua che scorre, limpida meraviglia e occhi spalancati di stupore e avrete disposizione ad amare e ascoltare e rispettare gli altri, esattamente perché amate e ascoltate e rispettate voi stessi. Quando la piantate di essere voi stessi, voi vi siete cari in un modo e una qualità che mai prima d'allora avete neanche immaginato.

29.   "Tu si nuddu ammiscatu cu nenti". Sei nessuno mischiato con niente. Non riesco a immaginare nessun'altra frase che, più di questa, usata in siciliano in senso svalutativo, abbia più densità filosofica e rappresenti al meglio ciò che io penso possa essere l'identità. L'Io liquido, l'Io sconfinato, L'Io che esiste e tuttavia non esiste, addensato e tuttavia fluido e mobile, contenitore fervido d'ogni contraddizione possibile, l'Io in atto ma che dimora ancora nella sua infinita potenza generativa, è tutto qui.

Io sono nessuno (e posso quindi essere tutti), e sono niente (e posso quindi essere ogni cosa).

L'uomo che la pianta di essere se stesso è questa unione di "nullità" e "nientità".

Lo splendore primigenio. Una carezza avvolgente. Un vortice di forza.

30.   Ieri ero a casa dei genitori di Luciana. Ho preso sbadatamente una confezione di vitamine e mi sono messo a leggere che c'era dentro, che magari me ne prendevo una. Poi ho letto "Silver". E certo, era specifico delle persone anziane. E la stavo posando. E poi ho letto: "per adulti dai 50 anni". 50 anni. Silver. Cioè, parlava di me? (49 è parente di 50). Era anche per me?

Ho quasi 50 anni. Sarei dunque un "Silver". E com'è successo? Cioè, ma sono scemi? Io mi ricordo benissimo come fosse ieri che guardando uno e pensando che aveva 50 anni, mi pareva fosse uno che aveva essenzialmente già consumato la sua vita. Cioè, il grosso, e il meglio, era alle spalle. A 50 anni hai fatto i tuoi giochi, e in effetti ti avviavi alla "Silveritudine". Perchè dietro, invece, poi c'erano i giovani. Indietro, invece, c'ero io col mio brillante nucleo creativo,   generativo   ancora   intatto. E adesso invece sono un cinquantenne. E allora io voglio dire questo. Perchè non è che trovi impressionante la mia età -del numeretto, davvero non mi frega niente, non mi importa niente-. E' che quell'idea che avevo era una minchiata! Cioè, non solo mi sento molto meglio adesso -e più forte, e più limpido, e più teso nel mio arco- di quanto non fossi mai stato prima, ma ho la netta sensazione che il meglio deve ancora venire. Che il meglio deve sempre venire. E che ogni mia parte, ogni mia fibra, ogni mia cellula, sta lavorando strapiena di entusiasmo a che ciò accada. E che persino il mondo là fuori mi si mostri in una bellezza sempre crescente. Oppure è il mio occhio cinquantenne e silver che lascia cadere via gli strati, come una cipolla che si trasforma in rosa. Ho quasi 50 anni. E conosco e frequento e parlo con gente, cinquantenne e più, fantastica. Ed è magnifico! Chi l'avrebbe mai detto? E' semplicemente magnifico! Ed è splendore che non accenna a diminuire. Ed è splendore che cresce, giorno dopo giorno. E sapete che vi dico? Ora mi prendo pure le vitamine Silver. E vado a fare un culo, ai demoni, grande come una casa! Vado costruire un mondo più strepitoso, immenso, splendido anche per i pischelli, per i ragazzi. Che ancora non sanno. Verso cui la mia tenerezza vola. Che, forse, mi guardano nei miei magnifici capelli   silver.

Tra un po' avrò l'artrosi (già forse comincia). Tra un po' avrò la prostata ingrossata (già avvisaglie). Tra un po' non vedrò più un tubo da vicino (e questo è già qua). E avrò profondi occhi sfavillanti come una supernova. Inarrivabili-

VERDE

31.   La materia è, nel suo cuore, un campo di energia variamente declinata (campi elettromagnetici, gravitazionali, nucleari forti e deboli). Una danza di scambi energetici continui, un vortice di particelle in movimento. Il mondo è uno schermo con sovrapposizione di infiniti stati. Noi indossiamo degli occhiali polarizzati e, in virtù di ciò, in quello schermo "appare" la realtà così come la percepiamo. Il "traduttore" è il cervello. Ma dove diavolo siamo?

32.   Mi capita di guardarla, questa cosa sconfinata che è la vita. In paesaggi vasti, aperti, davanti ai miei occhi, o in reconditi angoli di boschi, di campagna. Mi capita di considerarne la complessità stupefacente e le forze tremende che vi agiscono, quando la scienza me ne mostri la natura, nei libri in tv, sul web. Osservo la vastità di ciò che è attorno a noi, per spazi che la ragione non può neanche concepire e abbassando lo sguardo a questo nostro mondo considero le infinite generazioni e varietà di esseri che vi si muovono dentro, che vi si sono mosse e che vi si muoveranno e una sorta di vertigine mi risucchia lo stomaco. E penso a un'evidenza: che in questo scenario, che in questa immane muta sterminata possanza, ad un certo punto l'universo ha aperto due occhi: i miei. Cazzo, i miei. Io! Io e il mio tempo. E i giorni. E ogni singolo giorno passa con mutare di luce, prospettiva, cielo, temperatura, momenti mai identici, nella mattina, nel pomeriggio, nella notte. E lì dentro ci puoi fare, vedere, osservare, pensare un sacco di cose. Un'eternità di cose. E di giorni ce ne sono tantissimi, migliaia, decine di migliaia, in ogni anno che

muta anch'esso cornice, profumi, sfumature, sensazioni tattili, scenari. L'estate luminosa, splendida, e poi l'intima dolcezza dell'autunno, e il cristallo terso dell'inverno e la tenerezza densa di profumi della primavera che scioglie il cuore. Mai identico. La tua vita. Piccola, minuscola, insignificante, eppure immensa, dentro a due occhi aperti. Quei due occhi che ho e quel cuore che li nutre, io li sento come un regalo di indicibile pregio. Questo tempo che diventa tempo ed è concesso a me, regalato a me, il nulla sublime. Mai smetterò d'essere grato, mai si spegnerà in me la fiamma della riconoscenza per aver ricevuto la grazia della possibilità della contemplazione di tutto questo. E insieme, l'impulso irrefrenabile di fare d'ogni singolo istante, un istante pieno, radioso, perfetto. Quando quegli occhi, così come sono emersi, saranno riassorbiti nel flusso ed il mio tempo ridiventerà materia immemore, io li chiuderò con la perfetta certezza d'essere stato un barlume dell'immane coscienza di ciò che chiamate dio. L'universo che contempla se stesso, attraverso me. Io sono ancora qui! Pazzesco! Ah!

33.   Non credo l'universo abbia un suo disegno per noi e trovo del tutto improbabile che la natura abbia un qualunque piano affinché noi esseri umani possiamo vivere al meglio della nostra espressione. Quando guardi a cos'è, veramente, una foresta pluviale, o una savana, capisci perché l'intera storia umana sia stato il tentativo di ricavarsi una nicchia, un rifugio di sicurezza, in tanta devastante libertà espressiva della vita. Ma non c'è alcun piano esterno di salvezza o di benessere. Il regalo ci è stato già fatto, la vita donata. Ora quel piano, quel progetto, sta totalmente in

capo a noi, alla nostra mente e alle nostre braccia. Per noi stessi; e per la comunità a cui apparteniamo. Un "mondo migliore" possiamo solo costruirlo noi. Con intelligenza. Con acuta comprensione. Con sensibilità empatica.

34.   "Perchè siamo qui?". Quest'eterna domanda che toglie il fiato. Beh, io non vi do una risposta, ve ne do due. Siamo qui perchè 65 milioni di anni fa circa, incredibilmente, un meteorite alto 11.000 metri e centinaia di altri più piccoli posero fine al dominio incontrastato dei dinosauri, che regnavano da 180 milioni di anni sul pianeta. E che altrimenti sarebbero ancora qui al nostro posto. E siamo qui perchè 6 milioni di anni fa il movimento casuale della crosta terrestre creò una catena montuosa in Africa orientale, trasformando una vasta porzione di terreno ad ovest, da foresta pluviale in savana, cosa che spinse alcune scimmie a scendere dagli alberi rimasti e andarsene in giro in cerca di cibo   in   posizione   eretta. Qualunque cosa sia avvenuta dopo, a dipingere un quadro molto complesso, non toglie che il non verificarsi di queste due   casualissime   evenienze   avrebbe   avuto   come conseguenza il fatto che non ci sarebbe nessuno, adesso, a porsi la suddetta domanda. Non in questa forma.

La nostra venuta, e tutta la nostra successiva evoluzione, ha il sapore degli eventi eccezionali, come il forgiarsi ed il venir fuori d'un preziosissimo ago in un gigantesco pagliaio di forse abissali. Un dono pazzesco. Che nei restanti 4 miliardi e mezzo di vita che il pianeta avrà, prima d'essere polverizzato dal sole, non durerà in eterno.

Ricamate merletti d'una bellezza esagerata, oh miei miracolosi aghi, a impreziosire l'ordito dell'universo. E poi andate, lasciate spazio all'immenso fluire che vi ha generato.

35.   La materia, ficcatevelo in testa, è fatta di niente. Non c'è nulla laggiù, che somigli a quello che a voi può sembrare una solida cosa. Più scendete al cuore delle cose, più è evidente che esse sono fatte di energia in perenne movimento e mutazione, di "informazione", informazione e relazione. Il sostrato dell'universo è una matrice mobile. Il muone la attraversa la materia; per "lui" il mondo non esiste. Lui   attraversa   un   sogno. Smaterializzatevi. Diventate ciò che volete. Non siete distanti, così facendo, dal motore vivente delle cose. Ci siete dentro. Fino al collo.

36.   La meraviglia e la complessità degli odori. Gli odori, vortici senza nome, senza immagini, senza definizione possibile. Una malìa del cervello rapito. La castrazione prima di chi vive in città, in ufficio, che sia un buco comunale, o un grattacielo finanziario, che tu stia mettendo insieme lo stipendio o costruendo imperi, è la separazione dagli odori. Quattro mura. Una colpo di cesoia tra te e il paradiso dei sensi. Penosissima amputazione dell'Essere.

37.   Ogni persona deve sapere che esiste in forza di una comunità di circa 100.000 miliardi di cellule cooperanti. E che ognuna di quelle cellule sta a lei come lei sta al nostro pianeta. Che "esiste" più la terra -coi suoi 6 miliardi di

"cellule umane"- che lei coi suoi 100.000 miliardi unità biologiche di base. Che ciò che è per lei Bene o Male è cosa diversa dal livello logico superiore cui appartiene. Da quello sguardo aereo poco o nulla importa ciò che stavate facendo laggiù o che vi stava accadendo. Bene/Male sono concetti inesistenti a quel livello e non esistono in termini assoluti. Bene/Male sono una partita che vi giocate perché credete nella vittoria comune, in una comunità umana, in un sistema di esseri che vive, non perché una qualche ricompensa o punizione vi attendono. Non esiste ricompensa, non c'è punizione. Esiste però la sofferenza e la vulnerabilità umana. Lì dentro voi decidete chi volete essere e cosa apre il vostro cuore alla gioia e alla meraviglia. Non c'è altro. Ah: c'è la bellezza di ciò che siamo...dall'alto! Senza fiato!

38.   Il corpo reagisce alla vita, all'ambiente, innescando una variazione del flusso e della qualità di energia al suo interno. E' un paesaggio biochimico che muta. Il cervello crea una storia per raccontare la mutazione di quel paesaggio: questo è ciò che chiamate "emozione".

39.   Le emozioni sono un capolavoro di adattamento biologico; pensate a una cosa e guardatevi dentro: forniscono sempre una prospettiva sulle cose, sempre, in termini di avvicinamento o allontanamento e spesso del tutto indipendentemente dalla vostra prospettiva analitica o ben al di sotto del livello di consapevolezza. E hanno aggiunto, nella loro evoluzione, nel loro poter diventare "emozioni pensate", alla semplice partita della sopravvivenza, quella della bellezza e della qualità del

vivere. L'uomo emozionale è l'uomo che si evolve. Non esiste grandezza senza che la testa danzi con la pancia e col cuore.

40. I pensieri hanno una forma. A volte ho un pensiero, o qualcosa da scrivere, ma poi mi distraggo o perdo tempo, e non riesco a ricostruirlo. Mi rimane però un'impressione interna, una geometria di sensazioni, una cornice di spazio che risuona. Sono convinto sia la configurazione neuronale che supportava quel pensiero, la dinamica estetica dei rimandi tra i milioni di sinapsi, a riecheggiare in me. E' una cosa che mi lascia a bocca aperta. Sento la meravigliosa sinfonia biologica dei miei bit più interni.

41. Non siete soli! Coraggio, non siete mai soli! Dentro il vostro intestino stanno con voi e vi tengono compagnia circa cento trilioni di batteri, virus e funghi appartenenti a 40 mila specie diverse. Q-u-a-r-a-n-t-a-m-i-l-a! Il loro numero di geni è praticamente cento volte superiore a quello del vostro stesso genoma umano. Ma dai, siete più loro che voi! Siete un magnifico, generosissimo albergo biologico ambulante, 5 miliardi di anni innalzano il loro canto dentro voi! Non siate tristi, diavolo: la vita brulica lussureggiante sotto il vostro ombelico! Prosit!

42. Non riesco ad abituarmi. Ogni volta che sono lì e osservo il baluginare frastagliato della gamba, la resistenza mobile, cedevole al movimento, quella freschezza non solida, fuggente, ma così avvolgente, e il mio corpo del tutto sostenuto, eppure che vola. L'acqua: che roba è? Quale miracolo è? Tra tutti gli elementi che mi è dato vedere,

sentire, toccare nella mia vita mi pare il più mirabile, il più miracoloso. Due particelle di idrogeno e una di ossigeno e ne viene fuori questa meraviglia? L'acqua è la misura esatta dell'incommensurabile differenza che c'è tra l'architettura molecolare delle cose (cervello compreso), la loro struttura chimica, meccanica, biologica, e la vita che risplende potente nella nostra esperienza di uomini, nei nostri giorni. L'ineffabile poesia dell'esistere!

43.   Gli stati allucinatori autoindotti, gli autoinganni biochimici che il cervello opera su se stesso, sono del tutto naturali ed hanno funzione squisitamente adattiva - un regalo dell'evoluzione. Quando, per esempio, vengono surrettiziamente interrotte alcune informazioni di nocumento al sistema nervoso centrale e voi non sentite il dolore delle ferite nella lotta o mentre fuggite da un pericolo; o quando, dovendo affrontare un'aula ostica, il mio stato di eccitazione annulla istantaneamente eventuali disturbi fisici accusati fino a quel momento. Persino nelle situazioni empatiche, quando l'osservazione di un'emozione o un'azione nell'altro viene ricreata dentro al vostro sistema motorio "come se" stesse accadendo a voi, alterando le mappe somato-sensitive con le quali il vostro cervello rappresenta a se stesso il vostro corpo. In tutti questi casi precisi meccanismi biochimici falsano deliberatamente ciò che sarebbe rigoroso rappresentare altrimenti. Stati corporei falsi ricreati dalla vostra mente misericordiosa a vostro vantaggio e affinati in milioni di anni. Che sballo che siamo! Che cosa incredibile! Che trip! Come cazzo fate ad annoiarvi?

44.   E' un dato scientifico appurato: nelle condizioni di tristezza le regioni corticali legate ai processi di pensiero e di ideazione sono marcatamente meno attive, mentre quando siete felici esse sfavillano fluidamente. E bisogna anche capire questo: che non siete prioritariamente felici perché pensate pensieri felici, o tristi perché pensate pensieri tristi. E' principalmente il contrario: pensate pensieri tristi o infelici perché qualcosa vi ha reso tristi o felici. Il che a sua volta si porta dietro anche la maggiore o minore efficienza della vostra capacità ideativa. Il succo di tutto ciò è: smettete, assolutamente di fare cose o vivere in situazioni che vi rendono tristi o agitati, e fiondatevi - ricavandovi il tempo con le unghie e con i denti- in azioni, attività e persone che vi fanno stare bene, sereni, felici. Banale? Così banale che rinunciate per mille ragioni a farlo. E se rinunciate sbagliate. Inequivocabilmente.

45.   L'Io è uno stormo in volo nel cielo delle nostre costellazioni neuronali. Mobile. Composito. Volubile. Con una bellezza mozzafiato. La nostra non-esistenza struttura la possibilità infinita. Che voluttà!

46.   Colpisce l'indifferenza assoluta della bellezza della natura, alle tragedie degli uomini.

47.   La composta bellezza del cipresso. L'elegante perfezione della libellula. La malìa olfattiva della zagara. Il senso della vita è qui, nei sensi, sempre, dov'è che dovrebbe essere? Cosa dite? La morte? Dunque, se in quest'universo con miliardi di galassie e ampio milioni di anni-luce, il

vostro piccolo Io sopravvive, il senso c'è, e se non sopravvive il senso non c'è? Ma che vi siete bevuti?

48.   Mettiamo che una persona -ignorante, o "semplice" se preferite, una che non sappia nulla di storia dell'arte- entri al Louvre e guardi affascinata per mezza giornata quei quadri, quell'universo di segni e di linguaggi prima d'allora mai visto. Alla fine della giornata, quella persona, "sa" qualcosa in più del mondo? Io credo di sì! Quella persona certamente "sa" qualcosa -o più che qualcosa- in più del mondo. Io credo cioè che la sua "conoscenza" di cosa sia il mondo ne esca fuori ampliata, e non solo sul piano delle sensazioni interiori -o, si potrebbe dire, che quelle sensazioni siano uno strumento di percezione cognitiva altrettanto importanti dell'intelletto pensante. E' che noi siamo molto abituati a pensare alla conoscenza come a un processo di elaborazione razionale. Ma questa è una funzione della conoscenza parziale, è solo una parte, la più recente in termini genetico-evolutivi. Cioè, io credo ormai fermamente che "la bellezza" per esempio – in tutte le sue possibili forme- non sia solamente una questione estetica, ma anche e fortemente cognitiva. La contemplazione è "pensiero", è sguardo che apprende, in un'altra forma è strumento conoscitivo del mondo. Ciò vale per tutto il mondo dei sentimenti.

49.   La bellezza ha una forma, ha lievità che si ripete. Radicamenti che si dipanano, a rete, in diramazioni sempre più sottili, come ricami molecolari. Lo vedete nel cervello, nella foglia d'un fico d'india, nel reticolo dei capillari, negli annidamenti concentrici di un chip. La forma della bellezza

è la forma dell'evoluzione. La natura ne è maestra. E la naturalezza dell'apprendimento e della trasformazione deve contemplare questa forma cognitiva. A rete, che diffonde e tuttavia include. Questo voglio fare –e farò– nei miei seminari. Dovranno essere belli innanzitutto. Belli come un albero stagliato contro l'abbaglio azzurro del cielo, a contenere un'elegante complessità. Che vi sbatte in avanti, verso la meraviglia ed il futuro. Piantala di essere te stess...oh!

50.   Studiando il sistema dei "neuroni-specchio" per il nuovo libro. Meraviglia! Il nostro apparato di intelligenza del mondo esterno è di fatto già cablato in noi da migliaia di anni a un livello del tutto pre-linguistico e pre-cognitivo. L'Io cosciente è solo il tocco finale di pennello su un quadro miracoloso messo già lì dalla biologia. Si potrebbe ipotizzare che capiamo meglio l'altro quando tacciamo il cicaleccio. Nel silenzio si attiva una sofisticazione euristica che non riusciamo neanche a immaginare. La "coscienza" –nostro feticcio, nostro dio– è solo l'organo sensoriale che la cooperazione neuronale ha escogitato una manciata di secondi fa.

51.   L'ano è la porta magica dell'essere. La defecazione porta a compimento il vivo flusso della vita. Ciò che entra, ciò che esce, nel mirabile atto alchemico della vostra biologia ventrale. Movimento e trasformazione. Le fogne sono il misericordioso tempio del pudore, il nascondimento sublime della forma primordiale della vita, generatrici d'inganno. L'ammaliante veleno d'un'idea disincarnata

dell'essere. La pietra filosofale primigenia...è la cacca. Partite da lì. Perché tutto il resto è epifenomeno.

52.   La straordinaria intelligenza biologica in noi, ovvero ciò che le nostre cellule sanno fare senza il nostro dominio intellettivo, l'estrema sofisticazione delle funzioni che esse strutturano e portano a compimento, è ancor più sorprendente in quell'atto così apparentemente naturale che è l'allattamento materno. Lì due sistemi biologici dialogano e si integrano perfettamente, travalicando la soggettività per diventare inter-soggettività. Il latte materno, richiamato dalla suzione, trasforma le sue componenti alimentari - proteine, vitamine, sali minerali, acqua- a seconda dell'ora in cui il neonato lo assume e persino a seconda delle condizioni climatiche esterne. In un modo magico e del tutto intelligente (che scevera e distingue, cioè, dentro la realtà) il latte "sa" di cosa ha più bisogno il neonato in quel preciso momento e in quelle precise condizioni. Madre e figlio diventano, su un piano della materia vivente, un unico sistema biologico in interazione e in co-evoluzione. E senza che la mente cosciente della madre faccia assolutamente nulla. Siamo vita. Siamo vita biologica. Siamo vita intelligente. Siamo IL miracolo!

53.   Il male, in senso assoluto, non esiste. Esistono i movimenti di aggregati di molecole, inorganiche e organiche, nelle loro varie configurazioni, in un flusso che è perenne. Esiste la danza dell'universo, eticamente neutra, indifferente all'ego, irridente l'antropocentrismo. Esiste - invece- la sofferenza umana. L'etica riguarda quella, il suo evitamento, non "il male".

54.   Piove. Oggi piove. Lo so che lì, da voi, al nord, la pioggia non vi ha dato tregua, che è stata il neo d'una estate quasi negata. Ma qui, da noi, in Sicilia, qui da me, a Siracusa e nei miei monti Iblei, non pioveva da 5 mesi, E io la vedevo, nei miei giri, la mia campagna in sofferenza. Le ho viste le piccole foglie di salvia, raccolte, piegate su se stesse a resistere, e quel morbido manto di erbette selvatiche essersi raccolto solo negli angoli ombrosi e più umidi. Li ho visto i ruscelli ritirarsi, e gli animali annusare più a lungo per sentirne la fresca presenza nell'aria. Solo il timo, forte, resistente, spandeva più acuto il suo odore inebriante, ancor più secco e ramificato, ma senza fiori. E oggi, finalmente, piove. E io tra poco andrò. Andrò, mentre sbrigo le mie cose, a condividere questa benedizione con tutti loro, donnole, volpi, conigli, istrici e ricci, uccelli, che nelle loro tane sentono l'odore forte e buono delle gocce che baciano la terra riarsa, piante meravigliose d'ogni foggia, arbusti gemmati, alberi, finalmente rinfrescati, dissetati, e che ricambieranno con una sinfonia di profumi. Loro, tutti loro, mi tengono compagnia e mi parlano nei miei momenti belli e in quelli meno belli. Sempre mi lasciano qualcosa, sempre mi fanno dono di bellezza. Andrò a dir loro: ecco, questa è la mia esultanza con voi, perchè diavolo, piove: è un giorno di grande festa, amici miei! Un giorno di grande gioia insieme. Non smettete mai, vi prego, mai, mai mai, di parlarmi. Ne ho bisogno. Grazie!
Rain on me!

55.   Ieri ho visto un documentario di un meraviglioso ragazzo che sognava di suonare la chitarra come un dio e con immensa passione e inflessibili determinazione e

impegno, supportato da due amorevoli genitori e una ragazza fantastica, ci riesce. E quando sta per arrivare al culmine del sogno (un tour con una rock star mondiale), scopre di avere la SLA. 8 mesi dopo è completamente paralizzato.

Scommetto che questa storia non la troverete mai nel libro di qualche grande sostenitore della bontà dell'universo che dialoga con te e i tuoi sogni, o degli stati del corpo che dipendono in via definitiva dagli stati della mente. La tua cellula non è te. Tu e la tua biologia abitate due diversi   livelli.
Certo ci sarà sempre qualche cazzone che, dal suo culo al caldo, potrà citare questa storia come un epitome del non perdersi mai d'animo. Hai voglia di manfrina, di commozione. E libri venduti. Bisogna avere pudore. Viaggiamo in groppa a una splendida, feroce, mobilissima tigre selvaggia. E voi, voi fate pure finta di cavalcare il micio. Miaoooo.

56.   Il caso regna sovrano nelle nostre esistenze e nell'ordine naturale delle cose, schioda il già noto, vi ficca dentro l'imprevisto e traccia potenti feritoie di libertà. Noi però continuiamo a vedere collegamenti, rimandi, trame, presenze, e "nulla avviene per caso". Straordinaria mente, che connette punti con discrimine selettivo e costruisce storie. Creatori di senso nel movimento fortuito dell'oceano, imbastiamo storie. Le storie sono il linguaggio dell'umano. Nessun'altro essere senziente costruisce storie. Noi abbiamo costruito cosmogonia, mitologia, religione -la più grande, le più densa, la più consolatoria delle storie. Dagli una storia a

un essere umano e gli darai tutto ciò di cui ha bisogno: senso, speranza, occhi che si illuminano.

57. Lo studio dei campi recettivi -ovvero come funziona il nostro sistema visivo- evidenzia in modo lampante un principio biologico che è anche un cruciale principio filosofico. Il cervello sembra progettato per reagire agli stimoli visivi che implicano, più che un'intensità, un contrasto di luce, e che l'aspetto dell'oggetto percepito dipende molto più dal contrasto tra l'oggetto stesso e lo sfondo che dalla forza dello stimolo. Esso quindi struttura la sua percezione del mondo sul principio del contrasto, crea l'oggetto a partire dalla sua relazioni tra le parti nel campo. E a me pare evidente che ciò valga anche per la nostra percezione generale della vita in sé, e che la biologia operi già ciò che il vostro pensiero è chiamato a capire. Non esiste gioia e felicità senza la percezione dei loro opposti (senza il contrasto percepito). Non esiste pace senza che il tumulto non vi faccia da ombra. Nessun riso sfavillerà davvero senza l'esperienza del pianto. Vuol dire che ogni cosa fonda anche il suo contrario e vi gioca insieme. Vuol dire che la vita non soffre di scissioni, e che dentro di voi farà emergere la stella solo nella sua interezza. Nel bianco, il nero; nel nero, il bianco. La notte fonda il giorno; il giorno, la notte. E non esiste bene senza male a definirlo e a strutturarlo dal di dentro. Altrimenti è opacità.

58. Smettetela di scassarci la minchia a Marzo, incolpandolo che siete influenzati, raffreddati, infreddoliti, ammazzati. Marzo è bellissimo. E' l'unico mese che è come il Tao -avete presente? Bianco e nero abbracciati? Con un po'

dell'uno nell'altro? E funziona così, guardate, ve lo spiego. Marzo funziona su due direttive: a) mattina-sera vs resto del giorno; b) sole vs ombra. Ora, non potete mettervi il maglione pesante la mattina -che avete messo il naso fuori a avete esclamato stizziti "ma ancora inverno è?- e poi tenervelo anche per il resto del giorno -che all'1, col maglione grosso e la sciarpa avete esclamato stizziti "talè, estate pare: mah!-, perchè sudate e v'ammazzate, giusto? Così come non potete cambiarvi il maglione della mattina col maglioncino del giorno, e poi tenervi lo stesso maglioncino sfizioso fino alla sera, perchè già alle 7 allampate dal freddo e v'ammazzate. E poi c'è sole/ombra, Perchè, anche se siete alle 11 del mattino e avete il maglioncino leggero, non potete tenervi addosso quello se poi vi spostate all'ombra, perchè se ci state più di 10 minuti il freddo v'acchiappa le ossa senza che ve ne addunate, e il risultato qual è? bravi! Vi ammazzate. E poi che fate, vi mettete il maglione pesante e ve ne andate come dei pitocchi a cuocere al sole? E di chi è la colpa se poi squarate di nuovo e al minimo soffio di vento -che ancora un poco invernale si sente-vi parte la gola? Di marzo?

Insomma, finitela, portatevi dietro due cazzo di maglioni e usateli con intelligenza -mé, e così difficile è?- e occhio al sole, che minchionìa con l'ombra, insieme, come due picciriddi innocenti che giocano dimentichi, fluidi, mutevoli.
Non è Marzo che ci scassa la minchia -lui bellissimo è. Siete voi che siete dei coglioni, rigidi come uno stoccafisso. Ammazzatevi!

59.   Anche "Scientific American" se ne viene adesso con 'sta roba: "think like a genius". Pensa come un genio. E' un altro anello della lunga trafila dei "abbi grandi obiettivi", "coltiva intenti grandiosi", persegui "mete impossibili", insegui il "grande sogno". Pare passare da qui l'idea di una vita straordinaria, d'una vita meravigliosa, d'una vita degna d'essere vissuta. Il grande, il fuori dal comune, il capolavoro da scolpire, la meta eccelsa, definitiva. Io non dico che questo non sia degno. Lo è. Ma c'è qualcosa che va fatto prima, qualcosa che precede, qualcosa di più importante, di più vasto e di assolutamente più rivoluzionario ed immediato: aprite i vostri occhi! Aprite quei dannati occhi! Apriteli totalmente alla vostra ordinarietà, al vostro quotidiano tran tran, alle vostre giornate abituali, a ciò che è comune, ordinario, consueto, regolare. Prima di darvi obiettivi grandiosi e inseguire movenze da geni, aprite quegli stracazzo di occhi; totalmente, definitivamente. Su di voi, per esempio, su quella incredibilmente complessa e sofisticata biologia che sostiene ogni singolo gesto che fate; siete un capolavoro distillato dai millenni persino mentre siete seduti sulla tazza del cesso a depositare stronzi, mentre il vostro cervello governa migliaia di funzioni attraverso un flusso stupefacente di magie chimiche perfettamente sincronizzate. Aprite gli occhi e guardate le costellazioni luminescenti di neuroni che accompagnano ogni vostro pensiero, persino il più insulso, il più indegno, il più idiota. Guardatevi e sentite il miracolo d'una immensa comunità di cellule viventi che resta insieme in perfetta cooperazione al di là di ogni ragionevole probabilità statistica, per dare vita a voi, proprio voi, in un universo in cui siete meno che il niente di un atomo infinitesimo di un granello di sabbia. Ogni singolo giorno in cui tutto questo non subisce smacco

dalle intemperie del tempo e del caso è per voi il giorno del miracolo. Lì dentro potete agire, pensare, decidere, muovervi, con una volontà. Una libera volontà. Una mente pensante e senziente con una libera volontà: voi, cazzo! Vi sembra così normale? E poi c'è quel la fuori. Aprite quello stracazzo di occhi a ciò che ogni giorno vi scorre sotto il naso. Alzateli quegli occhi, al cielo, a guardare quella corsa leggera, lievissima delle nuvole a danzare in quel mare d'azzurro. Osservate la vita in ogni singolo cespuglio, albero, fiore, osservatene la magnifica livrea. Qualche tempo fa una ragazza ha pubblicato delle immagini strepitose, d'una bellezza mozzafiato. Era solo venuta via dalle quattro pareti del suo appartamento per fotografare alberi e piante nei giardinetti sotto casa, a Milano, in un magnifico, rarefatto momento di dopo pioggia. Sotto il naso. Guardate la fantasmagorica varietà delle persone, in quel turbine cangiante che sono le relazioni nelle società umane, nella vostra comunità, nel vostro quartiere; una ragnatela di mondi che si intersecano, ognuno dalla profondità tale che mai nessuna analisi potrebbe restituire fino in fondo; la funambolica complessità dei villaggi dell'uomo. Avete occhi da esploratori? Usateli, lasciateli danzare aperti, lasciatevi travolgere dal balletto di sguardi, accenni, assunti, espressioni, ammiccamenti, silenzi che intercorre anche tra un semplice salumiere e la sua cliente nell'arco d'una manciata di minuti. C'è una commedia umana sconfinata attorno a voi; e voi lì, protagonisti d'una partitura dentro una sinfonia dall'immane vastità. Uscite la notte, guardate quella luna, e quella scia lattescente lassù in alto –da quant'è che non la vedete? La vostra casa è vasta qualche miliardo di anni luce e ciò che lì potete solo tentare di afferrare sconquasserà ogni argine della meraviglia in voi, perché semplicemente impensabili sono il mistero e l'abisso che l'universo contiene in sé; e voi lì a viaggiare su un'astronave biancazzurra che galleggia in un oceano di forme siderali da più di cinque miliardi di anni. Quell'astronave è l'arca più incredibile, più ricca, più sontuosa che mai la fantasia più sfrenata avesse potuto concepire: una varietà stordente di forme di vita le più diverse, le più belle, le più bizzarre, le più complesse, le più eleganti e in interazione reciproca costante, in meccanismi viventi che rendono il pianeta più una elegante, viva mente in vibrazione che un oggetto inerte. La natura! Cazzo, la natura intorno a voi! Il guizzo dell'acqua in un ruscello; la grazia del cipresso che ondeggia; la classe d'un gatto domestico che incede; lo stupefacente ordine caotico d'un formicaio; la disinvoltura del volo d'un gabbiano che cavalca il vento. Il vento! La carezza del sole addosso a voi e il bacio del vento. Il vasto respiro del mare sotto la luna piena, di notte. E tutto questo è lì per voi, per voi, cazzo, per voi e per i vostri sensi. Ogni santo giorno, un banchetto degli occhi e dei sensi immenso, smisurato, colossale, dispiegato lì per voi. E se io levito nella meraviglia e nell'estasi quotidianamente non è perché sono, come spesso mi dite, un entusiasta; siete voi che avete quegli occhi semichiusi e infestati dalla cispa. Che se vi decideste ad aprirli, quei dannati occhi, vi accorgereste di una cosa evidente: che non esiste la normalità; che quell'ordinarietà sulla quale correte a pelo d'acqua inseguendo spesso insoddisfatti non so che cosa, ha invece in sè il segno luminoso del miracolo e dello stra-ordinario. Che il paradiso è già lì, sotto il vostro naso. E se per caso siete lì a disegnare straordinari obiettivi futuri, mete impossibili e motivanti, brillanti strategie da geni e intenti fuori dal comune e vi lasciate poi passare davanti agli occhi chiusi questa cosa pazzesca che è l'immagine quotidiana dello stupefacente mondo in movimento, potete forse anche raggiungere obiettivi e mete ambiziose, ma vi sareste semplicemente scordati di fare la cosa più strepitosa che un essere umano possa fare. Vivere!

60.   Bene. Domani compio 48 anni. E' una cifra tonda che ti spinge a guardarti dentro –bisogna, ne converrete, guardarsi dentro. Io mi sono guardato dentro attentamente e il paesaggio scorto è davvero vario e complesso. Ho una modesta scoliosi dx-sn-convessa dorso-lombare. Vi sono nella mia colonna segni di spondilo-artrosi, con minima deformazione artrosica dei corpi vertebrali. Lo spazio intersomatico L4-L5 si è ridotto e tra L5 ed S1 si è annullato: le due vertebre sono adesso in un tenero abbraccio eterno. A guardarmi dentro ancora meglio, più in profondità, una piccola ernia iatale danza nel mio stomaco; quindi un po' di duodenite erosiva, ma niente di che: è la vita moderna; ho pure una stenosi uretrale, cioè un restringimento del canale urinario a cui bisognerà mettere mano in un futuro prossimo; la prostata però è ben proporzionata, anche se ha calcificazioni lombari e para-uretrali da esiti flogistici –in pratica, da qualche parte lì nel passato, si è guarita da sola . C'ho una vescica fantastica, molto elastica, normo distesa e indenne da vegetazioni patologiche –wow! Nel rene destro due cisti parapieliche superiori di 12 e 20 mm e nel sinistro alcuni microliti all'apice dei calici ed una cisti para-pielica inferiore –tutti suoni, questi, che, sarete d'accordo, sono molto affascinanti. Ho infine una lesione al menisco sinistro che mi porto dietro dalle mie glorie calcistiche, la spalla sinistra che fa tric-trac da un vecchio strappo mal curato (glorie ginnico-pugilistiche) e un fischio, seppur lieve,

all'orecchio sinistro, che sento la notte soprattutto se è stata giornata   di   corse. Bene. In tutto questo la mia vecchia carcassa di cui vado orgoglioso presenta un aspetto esterno invidiabile. "Come, 48 anni?! Ma dove ce li haaa? Dove li tieneee?! Ma complimentiiiiii!!!". Sono fico, fichissimo come mai nella mia vita, con due pettorali da corazziere e i deltoidi ben delineati; un filo di pancetta sopra gli addominali sexy. E placido sono. Soprattutto nelle mie piene mani, saldo. Cammino molto e mi muovo. Nuoto. Vado in bici. Il cuore pompa benissimo: lo posso sentire quando gli chiedo un altro sforzo, una tirata in più. La mente non è da meno: pompa anch'essa, elettrizzata, incredula, piena di splendide contraddizioni e difetti e tira fuori questa sfilza di pensieri, di parole, di gesti esistenziali che vibrano vivi. Sì, certo, sono vivo. Ancora. Non è scontato. Sono stato fortunato in mille modi. Ma ci ho messo di mio, molto, ed è quanto basta. La mia famiglia mi riempie, il mio lavoro mi gratifica –tutti quelli che faccio- e le vostre orecchie, ad ascoltarmi, fanno il resto. Ed è un resto che mi fa dire: grazie! Davvero, grazie! E' una cosa straordinaria che ci siete, che siete lì, anche adesso, in questo esatto momento. Insieme, ho l'impressione, rendiamo il mondo un luogo più bello e ricco. E certamente voi rendete più bello e ricco il mio. Grazie! Siete importanti, e spesso, in molti modi, migliori di me. Chapeau!

61.   Ma dove guardate?
La materia *è* solitamente spirituale.
La materia è *solidamente* spirituale.

62.   Cercate la Verità, la definite, desiderate ardentemente appiccicargli un nome e un'intenzione. Ma io ci sono dentro. Fino al collo. Ne sono un pezzo. Io sono l'occhio della Verità che guarda, che sente. E non ha bocca. E non ha parole.

63.   Il senso di identità unitaria che percepiamo in noi ogni singolo momento e la continuità temporale della nostra esperienza nella quale quell'identità prende corpo, non sono elementi dati, certi, iscritti nell'ordine delle cose per come "sono" la fuori. Sono il frutto di un incessante tramestio svolto dal nostro cervello, che integra costantemente rappresentazioni della realtà che scorrono –la fuori e qui dentro- dentro una varietà di fenomeni nel nostro sistema nervoso percettivo. Per esempio, a un livello basilare, l'esperienza del computer o del libro che avete davanti in questo momento è il frutto di fenomeni percettivi (la vista – anch'essa composta da diversi parametri- l'udito, il tatto) e riflessivi (l'attenzione, la concentrazione, il collegare ciò che leggete alla vostra memoria, alle vostre idee, emozioni) che hanno luogo in punti diversi del vostro cervello e lì vengono processati in maniera inizialmente isolata. Solo un atto successivo che avviene nel vostro cervello, "assembla" tutti questi pezzi in un singolo fenomeno mentale che voi percepite come unitario. In realtà, dietro quella che a voi appare come una sinfonia integrata, c'è una pletore di singoli strumenti che suona la sua partitura per conto suo. Una qualche funzione nel cervello opera come il direttore d'orchestra. Neuro-fisiologicamente, questo direttore pare abbia il suo podio nella corteccia orbito-frontale e nei centri della corteccia associativa siti nei lobi pre-frontali. Senza tale

atto di direzione, svolto ogni millisecondo, voi sareste come una lavagna attraversata da migliaia di schizzi irregolari che non vanno a formare alcun disegno unitario. Ciò vale, come dicevo, persino per la vostra identità e per il senso di una storia unitaria che voi riconoscete come il vostro passato e la vostra esperienza. E' interessante notare che è appunto "una storia" che il cervello costruisce in voi per integrare quelle parti e che il costruire storie –mediate in questa fase della nostra evoluzione dal linguaggio- è il modo migliore che il cervello conosce per compiere la modulazione integrativa dei suoi fenomeni percettivi in un affresco unitario: voi e la vostra storia. Anche il sogno è una storia. Ma come voi sapete benissimo, è una storia strana, dove i più elementari segni di continuità logico-narrativa non sono rispettati. Voi, all'interno del sogno, potete essere qualcosa, da qualche parte, con qualcuno in un momento, ed essere qualcos'altro, da qualche altra parte e con altre persone il momento dopo. Persino le singole identità non sono rispettate, potendo un soggetto dentro il sogno essere "più cose" contemporaneamente o in una stretta contiguità temporale. Il sogno è un esempio di un diverso modo di assemblare i pezzi della percezione operata dal vostro cervello. Ma quale segreto c'è in questo diverso modo di farlo? C'è forse l'accesso ai vostri più intimi recessi? La chiave del vostro inconscio, dove le verità più profonde si agitano? C'è il codice della verità psichica in voi? Io non credo! Le storie che costituiscono la struttura dei sogni sono un effetto collaterale dell'attività biochimica ed elettrica del vostro cervello mentre integra, nel sonno, in un suo misterioso modo, quanto ha vissuto alla luce della coscienza durante il giorno. Cosa faccia il cervello di così prezioso durante il sonno è cosa che sin qui resta un mistero –e, senza il sonno, voi sareste condannati a un malessere grave, alla demenza e infine alla morte- ma un effetto collaterale di questa preziosa attività è che modulazioni integrative tra i singoli "strumenti", sono operate dal "direttore d'orchestra" in modalità random. I sogni sono il ronfare del cervello, solo che è un ronfare sublime, bellissimo e molto suggestivo. Se il cervello mettesse in atto quella stessa logica e modalità di integrare i pezzi anche alla piena luce del giorno, voi sareste completamente fottuti, sopraffatti da una realtà che non potreste più leggere, prevedere, governare ai fini della vostra sopravvivenza. Di notte invece, quando la vostra coscienza si spegne, i sogni assolvono a qualche funzione, e l'inconscio che tanta suggestione ha avuto nella storia culturale del secolo scorso, non è che l'abisso dei suoi assestamenti fisiologici, non la porta dell'anima più recondita. Un sogno è il cervello che misteriosamente dorme e lavora in up-load, operando nel profondo del suo strabiliante, e per noi mai definitivamente sondabile, regno evolutivo. Letteralmente. Ne più, né meno. Per questo l'idea di utilizzare "l'interpretazione dei sogni" come metodologia per accedere alla vita più segreta delle persone è un'idea che non ha a parer mio alcuna valenza scientifica. Non c'è niente lì di riproducibile e di verificabile. E' un'idea poetica, bellissima, sublime, ma non scientifica. E il tentativo di Freud di tracciarne una logica stringente e di utilizzare quella traccia a fini terapeutici è una bella storia, ma non è "La storia". E' il modo della mente di Freud –cosciente- di mettere le braghe a un universo insondabile e di metterci le braghe costruite in casa sua. Ma non ha validità euristica ed efficacia predittiva e "curativa" più alta di qualunque altro modo di "raccontarsela". Che so, l'oroscopo zodiacale, la lettura dei fondi di caffè, il Feng Shui, L'I Ching, la chiacchierata destrutturata, credere a San Sebastiano. Anche questi mezzi per raccontarsi "storie", come l'interpretazione dei sogni, e altrettanto suggestivi e poetici se non di più, possono dare un contributo efficace alla vostra integrazione funzionale dei pezzi che dentro di voi si agitano. Insomma, possono funzionare e portarvi a qualcosa di buono. Ma non lo fanno perché hanno dentro, in sé, una qualche verità metodologica. Lo fanno perché a livello ultimo, a valle, quello che dentro di voi si agita oscuramente, o preme per emergere, alla fine sbucherà fuori con le sue conseguenze. Ci potete girare intorno come volete, potete pure lanciare in aria gli ultimi tre spaghetti del vostro piatto alla carbonara, e dire "quando si depositano sulla terra, la loro forma mi dirà quello che mi serve", e , statene certi, quello che il vostro cervello e la vostra magnifica mente conscia ed inconscia hanno da dirvi, in qualche modo misterioso ve lo diranno. Perché da se stessi non si scappa. Mai. Lasciatevi suggestionare dai sogni, perché sono una poesia, una delle esperienze più sublimi che il vostro percorso umano vi permette di sperimentare. Ascoltateli, lasciatevene suggestionare, come può farlo una meravigliosa musica, come una sinfonia di Mahler, di Beethoven, di Bach, un pezzo di Miles Davis, una cavalcata dei Led Zeppelin o dei Radiohead, ma non permettete alla vostra mente logico-razionale di metter loro alcun tipo di braga concettuale. Perché mentre vi sarà sempre possibile indagare e scoprire con quale codice metodologico Beethoven o Bach o Miles Davis o Jimmy Page sono arrivati a strutturare quell'incredibile esperienza finale, non vi è modo alcuno di scoprire quello che il vostro cervello mette in atto nel regalarvi l'esperienza del sogno. Il sogno è la musica del mistero in voi. E' la poesia dei vostri movimenti biologici. E

Freud un grande pensatore del passato, che ha scritto e visto e raccontato cose straordinarie, ma, almeno in questo, anche un positivista ottocententesco un po' ingenuo. Per questa volta, in questa regione della vita, state dalla parte del mistero.

NERO

64. La vulnerabilità è la luce sacrificata alle tonnellate di pensiero positivo e onnipotente. La vulnerabilità è l'ombra nascosta del campo fiorito più luminoso. Accettarla, onorarla in sè, accanto alla nostra volontà di potenza, non toglie luce alla nostra umanità, ma la espande. Non esiste empatia senza dialogo con la nostra vulnerabilità. Non esiste relazione autentica se non nell'accoglienza della sua ombra.

65. Sì, la vulnerabilità vi cammina sempre al fianco; l'imperfezione ha le sue tende perenni dentro la vostra vita. Si può morire a 24 anni; si può perdere ciò che si ama; onde impreviste possono travolgere il vostro sogno più prezioso. E allora? E allora preferireste piantare già adesso la vostra testa lì in terra, o non volete piuttosto slanciare il vostro impulso luminoso e fiero verso un progetto che faccia arrossire il dio più volubile? Eh?

66. Ognuno si porta dietro crepe e ombre. Non sarebbe l'edificio della vostra vita più' bello. Sarebbe, senza, più muto e sordo. Ma aprite quella dannata finestra!

67. La morte, mentre sei beatamente in vita, è la più grande alleata: ti mostra in maniera implacabile a quale grado di coglionaggine sei, lasciandoti ancora un po' di tempo per porvi rimedio.

68.   Visto ieri uno di questi film cazzoni americani carini. Storia vera. Questo tizio coi suoi due ragazzi. Famiglia felice. E al colmo della felicità di tutti, lei si ammala e muore. Lui dovrà cavarsela coi ragazzi; acquisterà una casa zoo. Ma il punto è che ci siamo ritrovati, io e mia moglie -al colmo della nostra felicità- empaticamente acchiappati, con le lacrime a fiotti. Non ci siamo detti nulla. Non ci siamo neanche parlati. Ma sapevamo entrambi che quella era una possibilità. Perché c'è questa dannata ombra che ci segue, che ci portiamo dietro, ineludibile; perché c'è questa vulnerabilità che abita in noi. Perché ora, adesso, nel momento in cui splende alto il sole, sai che non hai nessuna garanzia, che non c'è nessun modo di costringere quel sole a stare lì. E tutto questo ti dice una cosa, solo una cosa: goditi ogni singolo momento. Accetta. Ma gioisci. E' l'unico modo sensato di stare dentro questo inestricabile miscuglio di ombre e di giacinti che è la vita. Che gli dei, o dio, o il cielo, o non so che, abbiano benevolenza, posino la loro mano lieve su di noi. Dopodomani partiamo in vacanza. Grazie!

69.   Gli avevano detto di quella macchia in alto a destra, che bisognava aspettare il responso. Passò due settimane d'inferno. Due settimane in cui guardò indietro, attorno, assaporò, sentì ogni cosa con commossa partecipazione. La felicità, si accorse, era lì, era sempre stata lì, fra i centimetri dell'esistenza, fra i suoi sconfinati millimetri e i sensi miracolosi. Non c'entrava niente quello che aveva sempre pensato c'entrasse. Era lì. Ubriacante. E adesso gliela stavano portando via. Per sempre. Poi arrivò il responso. Non era nulla di grave. Tirò un sospiro di sollievo. Gli ci vollero giorni per riprendersi, per ritrovare la normalità, per

re-intrecciare i vecchi pensieri. E per continuare a fare la vecchia, solita, responsabile, savia vita di merda. Non aspettate nulla per essere felici. Poi, da questa condizione, partitevene a trasformare il mondo.

70.   Stato a un funerale oggi. Mi sono ricordato che da piccolo, a Buccheri, quando passava la carrozza del morto tutti si fermavano, qualunque cosa stessero facendo, si toglievano il cappello e alzavano la mano verso il feretro in segno di saluto. Era tutto molto solenne. Ti dava l'idea che la morte fosse qualcosa di naturale e nobile. Avevo 5 anni e mi faceva sentire parte di qualcosa di grandioso. Quei funerali sembravano un racconto misterioso e immenso. Oggi, sembrava uno sketch consumato in una pessima televisione commerciale. La Morte è la più grande rimozione della nostra epoca. Errore tragico, misura della nostra pochezza. Io credo che la cosa abbia le sue radici nelle culture rurali, nelle civiltà legate alla terra, dove i cicli naturali sono ben presenti alla percezione umana, e la morte -anche quella improvvisa, anche quella precoce- ne faceva parte; e questo, per quanto oggi rimosso, fa parte di qualcosa che struttura l'esistenza, altrochè: come ricordava anche l'ipertecnologico Steve Jobs, "siamo già nudi". La solennità era secondo me data dalla contemplazione del mistero. La vita era mistero e la morte ne era la sua apoteosi finale, forse promessa di qualcos'altro, forse no. Io ricordo anche che si andava a trovare la famiglia, e lì, nel letto, c'era il morto. Non so con mio nonno quanti morti ho visto fino a 6 anni ma mi ricordo benissimo la sensazione: guardavo quel corpo, quel viso, quel pallore e mi impressionava con meraviglia l'assoluta immobilità. Non c'era paura. Era

piuttosto come un abisso di stupore che mi si spalancava dentro e mi risucchiava, uno stato di immobile fissità di tutto il mio essere. Il morto mi pareva ammantato di santità. Credo, a pensarci oggi, che una buona parte della mia muta meraviglia per il creato e la vita abbia radici proprio lì.

71.   La morte è una tromba che suona una melodia bellissima. La vita ne è l'immenso tessuto ritmico.

72.   Vista oggi una scultura. Uno scheletro, su una barca precaria, navigante in un mare di gessetti colorati. Potentissima. Stato davanti, in silenzio, una buona mezz'ora. Che siamo davvero, anche, pura vulnerabilità mascherata da un fugace sorriso, naviganti su un mare di gessetti colorati coi quali disegniamo i nostri tenerissimi pastelli. On a BLACKboard. Su una lavagna nera. All'uscita Luce mi ha ricordato che Tempo mi è concesso. E di non scordarmi mai, mai, mai, della Bellezza.

73.   Le due canzoni siciliane per antonomasia, quelle conosciute da tutti -"Vitti na crozza" e "Ciuri ciuri"- sono cantate da chi non ne conosce il testo come due canzoncine un po' frivole, ingannati dal motivo musicale leggero che le sostiene. In realtà i due testi rivelano un cuore nero e una visione della vita dolente e tragica -parlano rispettivamente di morte, di tempo che consuma e di amori infelici. Questo stridente contrasto tra la superficie gaia, spensierata e ciò che sotto di essa si agita è esattamente ciò che definisce l'anima e l'antropologia siciliana attuale, in uno dei suoi

aspetti più crudi. Una scatola infiocchettata di lustrini che svela, ad aprirla, un abisso esistenziale e una distanza siderale dalla gaiezza dell'esistere. Un essere nulla in balia dell'immenso. Quell'abisso, io che amo profondamente la vita, che navigo nelle mani della bellezza e della serenità d'animo, lo sento pulsare laggiù in fondo. Mai definitivamente quieto. Quell'ombra, però, viene in me non più a colpire corsara la mia gratitudine, ma a sostenere la gioia d'essere un nulla pensante, teso a governare la direzione degli occhi e a costruire un affresco d'una esistenza mai domata, dalla bellezza così misteriosa da togliere   il   fiato. Quell'ombra, quell'abisso, sostengono la meraviglia, e lo slanciano senza finzioni.

74.   Le emozioni vi fanno palpitare il cuore, lo so, e fanno vibrare le grandi opere d'arte, i romanzi, i film che avete amato. Strano pensare che sul piano puramente evolutivo esse non sono che rappresentazioni somatiche che il vostro cervello struttura in riferimento a quanto state vivendo in quel momento. Sapete, una situazione si da, lì alla vostra attenzione, il vostro corpo reagisce –molto prima che la vostra consapevolezza ci metta piede– e questa reazione detta poi l'azione immediata da mettere in atto: avvicinarsi (risorsa); allontanarsi/attaccare (minaccia). L'obiettivo dunque è la sopravvivenza della vostra comunità cellulare, ovvero il vostro corpo biologico e la sua esistenza. Da tale prospettiva è facilissimo capire la funzione della paura, dell'ira, della sorpresa, del disgusto, e dall'altra parte della gioia, del piacere, della curiosità. Ma la tristezza? Qual è la funzione biologica della tristezza? (e della sua espressione

più soffusa, la malinconia?). E' difficile incasellarla tout-court come spinta ad "andare verso" o "allontanarsi da", in termini adattivi. Qual è dunque la sua funzione? La tristezza -e ancor più la malinconia, così tipica degli stati d'animo autunnali- sembra uno stato di stasi, di rallentamento, di movimento in verticale, che ti spinge in giù, in profondità, piuttosto che in orizzontale, verso o lontano da qualcosa. Non riesco a vederle legate a una funzionalità orientata all'azione. A cosa "servono", dunque? Apparentemente a nulla. Essere triste o malinconico, non serve a nulla. E in ciò, nel suo carattere non utilitaristico, nella sua apparente vacuità pragmatica, mi pare che la tristezza sia tuttavia la più umana delle emozioni. Essa ci caratterizza, ci umanizza, così come "umanizza" altre specie viventi quando la sperimentano. Io quando sono triste o malinconico affino lo sguardo, sento più nitido il canto e il cuore delle cose. Perché la tristezza prosciuga le parole, ammutolisce. E in quel silenzio emerge l'aspetto più peculiare del nostro essere umani in risonanza con qualcosa di più grande, di immenso. Ciò che la tristezza apporta alle nostre vite è facilmente rilevabile in certi tratti caratteriali sempre disposti al riso, allo scherzo, all'ottimismo. Vi è una sorta di fatuità, lì, che risuona, una superficialità che indica una mancanza, una deficienza che alla lunga offende, annoia. Io credo che nessun uomo o donna che non abbia conosciuto il tocco della tristezza potrà mai raggiungere la densità di visione di chi l'abbia avuta nello sguardo, ne abbia sentito la bruma nello stomaco. La tristezza scava, e poi, dopo, voi avete ampiezza maggiore per la vita. Ma bisogna che quel "dopo" si dia. Perché essa, come ogni grande dono evolutivo, si accompagna a un grande rischio: guai a restarci invischiati, guai a sprofondarci dentro per troppo tempo. Perché allora il suo tocco vi incenerirà gli occhi e poi il cuore. E voi resterete immobili. Freddi e definitivamente muti come una bambolina dallo sguardo fisso, in un angolo di pietra.

75.   Amico mio, ti dico perché sono simpatico. Perché dopodomani, io e te, e tutti, saremo polvere nella polvere. Perché quando cammini e incontri le facce, stai incontrando una quota infinitesimale di umanità; che la comunità dei morti sovrasta quella dei vivi; che quelli che verranno non vedranno più te e saranno subito quelli che sono stati, dove tu sarai già perduto. All'evidenza di questo, ogni singolo attimo, ogni momento di luce e di coscienza, ogni granello di tempo a me concesso, mi appare come un miracolo che mi riempie di gratitudine. Ecco amico mio, questa gratitudine è così forte, la gioia d'esserci così grande, che ogni differenza d'opinione, ogni diversità, ogni attrito di idee, ogni avversità che non contempli violenza, viene trasfigurato e dissolto. Alla luce di questo, tu sei la mia stessa condizione, lo stesso ospite di viaggio; tu mi sei fratello. E non resta che la simpatia, ovvero la consapevolezza della condivisione d'una condizione: quella d'essere già tra le braccia cullanti, misericordiose, della morte. Un abbraccio!

76.   Mi lascia sempre senza fiato, nelle carte mortuarie. Il nome, e poi, sotto "ex impiegato INPS", oppure "agente di P.S.", o ancora "dipendente ANAS". Cose così. Che attaccamento al circo! Che identificazione! Io riesco a stare a malapena dentro al mio stesso nome! Altro che professione.

Però una cosa la so. Che lì, su quella carta pubblica listata a lutto, quando verrà il giorno, ci sarà scritto qualcosa come: "Amici, parenti, sconosciuti, eri, com'era d'altronde prevedibile essendo una volta io nato, sono morto. Godetevela, coglioni, finchè potete".

77.   Quando uno muore, poi, sparisce. Quando uno muore, poi, non se ne sa più nulla. Cioè, da quel momento, da quel preciso momento, non c'è, persino quando voi dormite. Cioè, anche voi, in questo momento, non ci siete. Però potrebbe accadere che io apra le mail e lì c'è un vostro messaggio, o che mi arrivi una vostra telefonata, o che qualcuno mi incontri e mi dica che 6 giorni fa vi ha incontrato al bar con un amico. Posso persino, senza che nessuna di queste cose accada, immaginarvi farle; queste, o qualunque altra cosa, per esempio essere seduti sulla tazza del cesso con un giornale, e ciò avrebbe al fondo una base di realtà, perché pur non manifestandovi a me, pur non essendo "per me", voi, da qualche parte, là fuori, siete per gli occhi di qualcuno, per gli occhi del mondo, facendo anche cose minime, anche banali, anche sciocche, e posso sempre immaginare che in un certo momento voi venite fuori e tornate a materializzarvi anche per me. Ma quando uno muore, invece, sparisce, sparisce proprio. Cioè, non può accadere che io apra il computer e trovi una vostra mail, o che vi intraveda anche da lontano al mercato, o qualcuno mi dica che vi ha visto o sentito che vi siete presi l'influenza, e io, magari, vi faccio una telefonata per dirvi "come stai?". Niente di tutto questo può accadere. Niente. Voi siete spariti. Cazzo, spariti, e nessun gesto, anche minimo, anche minuscolo, verrà più a infilarsi nella trama del mondo, del

mio, né di nessuno, a determinare una variazione. Potete anche farvi tutte le fantasie ultramondane che volete, ma ai sensi voi, col vostro corpo, al corpo degli altri, non esistete più. Non vi si vede più. Non vi si sente più. Spariti. Sta tutta qui, sta in quest'immagine banalissima, da bambino di 5 anni, tutta l'oltraggiosità della morte, tutta la sua sconvolgente ineluttabilità, la bruciante evidenza del non potersene capacitare. L'impossibilità di ricevere ancora un qualunque gesto di presenza, anche insignificante. Perché quel gesto, anche insignificante, significa e testimonia invece l'esistenza, l'esistenza d'un corpo e la sua presenza tra le trame del mondo. Ogni gesto questo significa. Quindi nessun gesto è "insignificante". Perché se prendo la faccenda al contrario, esattamente al contrario, se uno non muore, allora non sparisce. C'è. Ed "esserci" vuol dire compiere gesti, e soprattutto compiere gesti che gli altri possono ricevere. E quando uno riceve un gesto qualcosa cambia. Se io ricevo una vostra chiamata, o una vostra mail, o vi incontro, o vi vedo, o sento parlare di voi, qualcosa cambia. Anche solo per un istante, qualcosa cambia. Se non siete morti, allora qualcosa nella trama intorno a voi può variare. Esistere è causare variazioni. In realtà anche se siete morti potete continuare a causare variazioni. Per esempio se avete scritto un libro. Ma essendo spariti, essendo spariti col vostro corpo, non potete decidere, non potete esercitare un'intenzione; perché la vostra presenza è astratta, perché solo la presenza del vostro corpo sconfigge quell'astrazione. Perché l'esistenza è, primariamente, esistenza del corpo. E nessuna argomentazione sottile, sofisticata, concettuale, riesce a scardinare questo principio base, che il vostro cuore, il vostro sangue, i vostri muscoli sanno benissimo. Soprattutto, lo sa benissimo chi resta; chi resta dopo che uno muore e sparisce; che nessuna immagine astratta basta; che tutto quello che manca, che ci vuole, è un corpo. E sono certo che lo saprebbe bene anche chi è sparito. Ma non può dircelo; non può più dircelo perché quando uno muore, poi, incredibilmente,   sparisce.

Io non un'età avanzata, ma lunga abbastanza da aver visto molte volte altri essere colti da circostanze che portano poi a morire, a sparire. E molte volte, poi, li ho visti sparire. Non è, emozionalmente, una cosa bella. E da quando ho i miei bambini è una cosa ancor meno bella. Fa parte del gioco, ma non è bella. E mi capita, sempre più spesso e in modo sempre più intenso, di immedesimarmi in quella persona, in chi un giorno si sveglia e viene a sapere da un angelo oscuro che da lì in poi nulla è più scontato. Nessun gesto, nessuno sguardo, nessun contatto, nessun incontro, nessuna sciocchezza. Niente è più scontato. Che da lì a breve ogni cosa può sparire. Mi immedesimo in quella persona. Ne sento lo sperdimento interno, l'abisso, il disperato attaccamento, lo sconcerto. Poi mi guardo allo specchio, mi guardo le mani, guardo i miei bimbi, la mia quotidiana ordinarietà. Non sono io. Non sono io quello che l'angelo oscuro è venuto a trovare. Ed è così che mi ritrovo, più volte l'anno, a guardare l'abisso e poi a guarire. Come fossi stato io quello che è stato sull'orlo del precipizio, ma poi, così, come per miracolo, è stato riportato indietro, nel rigoglio luminoso della radura: "va, vivi, ti è concesso ancora tempo", mi dice un sereno angelo della luce. Ed è così che rinasco, ogni giorno. E' così che quell'ordinaria quotidianità perde qualunque ordinarietà. E diventa meraviglia, diventa gioia, diventa fortuna, diventa gratitudine, diventa intensità. Io ci sono. Sono ancora lì. Non è tempo di sparire, non ancora. E' tempo di esserci. E una specie di euforia mi coglie. Il mio corpo è lì, splendido, integro. Posso esercitare volontà, intenzione. Posso andare dai miei bimbi ed abbracciarli. Posso chiamare un amico e parlargli. Posso decidere un milione di cose; come fiori, quelle decisioni, ondeggiano davanti a me. Io posso muovere la mano e coglierne uno. Posso prendere la camicia bianca, e poi posarla e scegliere quella azzurra. Posso mettermi al pc e scrivere una roba come questa, e voi, voi, la trovate. Aprite il pc, e la trovate. Non sono sparito, cazzo, non sono sparito. E domani mi sposo, coi i miei bimbi accanto e la mia signora e gli amici e i miei cari attorno, mi sposo. Ed ha, semplicemente, tutto questo, semplicemente, il sapore incredibile del miracolo: quello d'un tempo che è ancora per me, mio.

Non sprecate il vostro.

78.   Esiste un'estetica del dolore, della sofferenza? Eccome se esiste! Esiste così tanto ed è talmente seducente che molti, moltissimi ci restano incastrati dentro. No? Ascoltatevi "E lucean le stelle" nella Tosca, che ti strappa letteralmente il cuore dal petto con grandiosa precisione chirurgica. Ma. Quel "E non ho mai amato tanto la vita" finale, crea un mondo dove le stelle che lucean, l'uscio dell'orto che stride, i ricordi dei dolci baci, le languide carezze, risuonano della perfezione d'un unico grande suggello che risplende con magnificente e rotonda potenza: quello della bellezza! Ah, straziante meraviglia, incommensurabile meraviglia della vita! Mai, mai abbastanza si ama la fuggente vita!

79.   Il dolore, col tempo, pur sordo, pur ottundente, lascerà spazio ad altro.

Tu, di tuo, non chiudere la porta a quest'altro. Abbi pazienza e continua a respirare, con gli occhi ben aperti. E senza catene alle gambe, per riprendere ad andare.

Ricordati: è ciò che chi non c'è più ti chiederebbe. Quando un pezzo del nostro cuore se ne va, bisogna vivere per due, non morire in due.

80.   M'è venuta a trovare la mia ombra stanotte. In vasca, in acqua calda, stamane, ho pensato tutto il tempo al sogno di stanotte. Dovevo morire. Avevo qualcosa per cui l'unica singolarissima cosa da fare era farmi un'iniezione letale - strano, come se la cura fosse la morte. E dunque ero lì, dopo quest'iniezione, ad aspettare la morte che sarebbe sopraggiunta di notte. L'indomani non sarei stato più. Ero lì, e il sogno era d'un realismo sconcertante. Oggi so esattamente cosa proverei davanti alla prospettiva reale di dovermene andare. Ricordo che sono andato alla finestra e ho guardato fuori, un banalissimo scenario di vita quotidiana. E sono stato preso da un'invincibile tenerezza per tutto. Quegli alberi, quelle nuvole che passavano, quel rumore di traffico di sottofondo, quel cane che passava e abbaiava. Stavo vedendo tutto questo per l'ultima volta. E lo trovavo bellissimo. Dio mio, che amore puro per qualsiasi cosa. Ho speso quelle ultime ore a inondarmi letteralmente di ogni singolo dettaglio, con tutti i sensi, a bere avidamente, salutando, qualcosa di infinitamente prezioso, persino il suono dei miei passi sul pavimento, persino il disegno   delle   mattonelle   sul   pavimento.

Non sono poi morto. Aspettando che accadesse da un momento all'altro, incredibilmente quella puntura non mi uccideva, con gran sorpresa mia e sconcerto di tutti. Andavo, dopo essermi addirittura addormentato e svegliato, l'indomani, da chi gestiva la cosa e gli dicevo: "ma, sono vivo, non sono morto". Ed era un evento. Qualcosa di assolutamente eccezionale, Restava, in me, qualcosa, qualcosa che mi portavo dietro e che quella puntura non aveva dunque guarito. La morte non mi aveva guarito. Ed ero vivo. Magnificamente malato di vita.

Oggi sono qui. Il bagno caldo è stato bello. Mi sono rivestito e salgo su in terrazza, a guardare, a guardare. E poi vado a fare una passeggiata domenicale. E guardare e sentire e guardare, a perdifiato.

La vita è magnifica. La vita è immensamente più magnifica di quanto io sia mai riuscito a dirvi qui.

Nessun istante, nessuno, è piccolo.

Nessun particolare, nessuno è insignificante.

81.   Camminiamo, io e lei, in macchina, quando incrocio questa cara amica di vecchia data. A un certo punto s'è licenziata dalla scuola, ha aperto un B&B e s'è messa a girare per il mondo. La so appena tornata da uno dei suoi viaggi, ho visto le foto su facebook. L'India questa volta, di nuovo, e il Tibet. Mi fermo, abbasso il finestrino dal suo lato. Ci scambiamo sorrisi e frasi d'affetto. "Con Stefano sei andata

questa volta? Fantastico, madre e figlio! Brava, che bello!".
Ci salutiamo. Noi riprendiamo il cammino:

- Beh, bisogna che ci si vada, noi, insieme, in India -le dico
- D'accordo, portamici. Lei dov'è stata?

- Ah, lei fa questi viaggi un po' selvaggi sai, di ricerca...
- Cos'è che cerca?

- Ma sai, spiritualità, il senso...

- Cerca il senso?

- Sì, il senso della vita, quella roba lì...

Lei se ne sta zitta. Le viene quell'espressione. Quella
ineluttabile, quella che viene da lontano.

- Il senso della vita è la morte, glielo puoi dire...
Sorrido.
- Glielo puoi dire. Si nasce e poi muori. Tutto qui. Questo è
il senso. Il resto è distrazione.

Bum!
- Beh, sai, non è mica detto...

- Dov'è tua madre? Ora, adesso?

Vive dentro di me, penso

- Non dirmi minchiate tipo "vive dentro di me" perchè ti
lascio.

- No, in effetti pensavo che stanno venendo fuori tante di quelle cose strabilianti, dalla fisica delle particelle, roba come multiversi, portali tra dimensioni parallele, tempo inesistente, che sai, potresti trovarti chissà come, chissà dove...

- Senti, non me ne fotte niente di diventare energia, spirito, pensiero, un angelo, uno spacchio di un'altra cosa poetica e astratta. Io, questa qui, Luciana Fersini, Lucianina, a cui voglio molto bene, sparirà, non ne resterà nulla. Non dire altre palle. Il senso immenso, gigantesco, è che appena nasci hai già la morte accanto, questione di tempo. Io ce l'ho sempre questo pensiero, qualunque cosa accada, qualunque cosa faccia, è lì in sottofondo, mai eludibile. Puoi solo distrarti. E la gente si distrae attaccandosi a mille cose. Ti salva la distrazione. Aver fatto dei figli è la distrazione più bella, la più grande, quella più in accordo con la natura. Ma che fa crescere in me lo sconcerto per questo spacchio di senso gigantesco: devi morire.

La ascolto. Sto in silenzio. So di questo, so di questa presenza in lei. Me la rende più preziosa, più bella, quasi sacra, perchè spazza via in lei, sistematicamente, ogni fronzolo e ogni finzione. Nè, questo senso tragico, le toglie energia. Lei fa, lei muove montagne, lei è saldissima a fronte di chiunque e qualunque cosa. Niente stronzate. Lei ha   il   nocciolo,   sempre.
Non conosco nessuno così tragico, e nel contempo così vitale e traboccante di bellezza e meraviglia per la vita.

- Beh, distraiamoci allora, e facciamolo bene. Ti porto in Rajastan.

- Negli alberghi buoni?

- Negli alberghi buoni, in mezzo a milioni di colori, e i profumi, e i tramonti dolci sulle pietre rosate di Jaipur
- Bravo.

82. Una quantità impressionante, eclatante , esageratamente alta di energia la poniamo in cose, situazioni e modi che la rendono del tutto inutile.

Credo, spesso, di vivere, guardare e agire come se dovessi morire presto, da qui a poco.

E mi rendo poi conto che questa frase, fondamentalmente, è vera.
Niente ci verrà restituito.

Tutto è adesso.

GIALLO

83.   Apri gli occhi. Pensa. Fai silenzio. Di' le tue parole, poche. Quindi agisci. Qualunque sia l'esito, non rimanere fermo.

84.   Non è facile, ma tu stai ritto.

Non è facile gettare l'occhio sulle cose del mondo e metterci insieme uno sguardo decente. Non è facile perchè il mondo è complesso e pare ti scappi da tutti i lati.

Ma tu stai ritto, aperto e fluido, ma ritto. E metti insieme le tue parole e diglielo, al mondo, quello che pensi, esprimili i tuoi giudizi, senza la pretesa d'aver sputato sentenze inappellabili o verità definitive, ma non rinunciarci a mettere insieme un giudizio, e che sia un giudizio di valore, ovvero che discrimini tra quelle cose, nel mondo, che per te hanno più valore di altre. Il mondo attorno a te ha bisogno di sapere queste cose, ha bisogno di sapere chi sei, perchè ha   bisogno   di   trasparenza. Quando lo farai ti arriverà l'onda di quelli che vogliono dialogare con te, di quelli che valutano diversamente, di quelli che sminuiranno ciò che pensi, di quelli che vorranno distruggerti. Parla con tutti, ascolta tutti -gli altri possono avere sguardi che aggiungono al tuo qualcosa- concedi pure legittimità e dignità, ma, per favore, stai ritto. Cedi posizioni, modificale, ampliale, confermale, difendile, ma stai ritto.

Qualunque cosa accadrà poi quello stare ritto nella tua vita farà tutta la differenza.

85.   Hanno un po' di paura. I miei bimbi, stanno cambiando scuola e hanno paura. Stamattina al loro risveglio Luciana si è fatta trovare davanti a loro, immobile in una postura da marionetta. L'hanno guardata strabiliati e lei ha cominciato a canticchiare un motivetto: "fa-te-mi cambiare po-si-zione". Scatto di movimento. "fa-te-mi cambiare la-visione". Scatto. E via, ancora, motivetto. E cambiamento di posa. E ancora motivetto, e scatto. Loro hanno cominciato a sorridere. E' andata avanti così per un bel po'. "Ci pensate -ha detto loro infine- ci pensate rimanere sempre nella stessa posizione? Insopportabile! E sapete chi è che vi fa cambiare posizione? Gli altri. Soprattutto gli stronzi, quelli che vi hanno fatto male, che vi hanno spinto a calci più in là. Rispondete, fieri, ma in cuor vostro ringraziateli. Bene, allora riusciamo ad andare in questa scuola nuova così? Seguitemi... "Fa-te-mi cambiare posizione...fa-te-mi cambiare la visione". E tutti e tre, ridendo, sono andati in giro per la casa, canticchiando, muovendosi a scatti, e poi verso il tavolo della colazione. Porca miseria, senza parole sono! Ho un cazzo di monaca zen e punk in giro per la casa!

86.   L'utopia ha questo di straordinario, di bizzarro: pone un orizzonte ideale, irrealizzabile, qualcosa che non può esistere. Ma se lo perdi vista, se lo dimentichi, le cose si fermano; e impantanandosi, perdendo slancio, cominciano a puzzare. E alla fine vanno in malora.

87.   Proiettarsi con potenza e lucidità verso un punto del futuro, eppure restare aperti alla casualità, all'indeterminatezza, allo slittamento, sapendo che esiste

una prospettiva, una geometria dinamica dell'anima, per la quale non vi è alcun posto dove andare; che per quanto tu possa perderti, ci sei già.

88.   L'intelligenza, o è intelligenza strategica –e ottiene ciò che si prefigge- o non è nulla. L'intelligenza non sta nell'azione in sè. E' la qualità delle conseguenze di quell'azione che retroattivamente la qualificano come intelligente o meno.

89.   Il cambiamento è una pratica, non una dichiarazione d'intenti. Del cambiamento non si parla a tutto spiano. Si attua. Non parli del cambiamento. Sei il cambiamento.

90.   Il problema è la chiusura, che stiamo chiusi tra quattro mura. Che siamo chiusi dentro delle idee. Che stiamo chiusi dentro la scatola cranica. Che i confini ci rassicurano, ci stabilizzano, ci blandiscono dentro un disegno sociale che serra. E là fuori tutto è aperto. La fuori il mare è sconfinato e il cielo mai cessa. Che non c'è occlusione là fuori, nè linee di confine in un'onda immane che si muove, si muove, si muove. E respira.

Il problema è il respiro. Respiriamo corto. E là fuori il respiro è lungo. Luuuuuuunuuugooooo.

91.   La prima cosa è vedere ciò che credi possibile, in quale ordine stai in rapporto alla scala di grandezza col mondo. Dove si estende la tua portata? Puoi stare qualche metro al

di fuori di te? Qualche chilometro? Puoi coprire la distanza d'un volo? E poi ci sono la trasformazione di questo in un piano e la cura dell'eccellenza che necessariamente deve starci dietro. Che prospettiva puoi avere? Da dove lo guardi il mondo? C'è una vastità la davanti; ma tu, tu come ci dialoghi?

E' facilissimo passare attraverso la cruna di un ago. Ma devi essere ricco, devi essere ricchissimo. Di immaginazione. Nella mente e nel cuore.

92.   Nella vita, nella vita concreta, reale -non nei manuali dei life-coach e dei campioni dell'onnipotenza- un compromesso straordinario risplende spesso più di una meta ideale. Dagli una meta ideale, a molta gente, e se ne starà là a rivoltarsi le dita, confusa e frustrata -o comincerà a fare danni, dolorosi. Aiutali verso uno splendido compromesso e le energie si liberano, i piedi si muovono. Con-promettersi, riuscire a promettersi insieme condizioni degne. Le biografie dei grandi sono piene di compromessi. Il compromesso è la via normale alla costruzione di un grande progetto. Il resto è roba da agiografia, "impresa eccezionale" per uomini fuori dal comune che la maggior parte della gente guarderà solo nei film hollywoodiani. Ci vogliono delle palle così, ogni giorno, per costruire splendidi compromessi.

93.   George Bernard Shaw dice che l'uomo ragionevole si adatta al mondo, mentre quello irragionevole cerca con forza di cambiare il mondo secondo le sue idee, e che quindi ogni progresso umano deriva dall'uomo irragionevole. Bello. Vero. Ma io ho in mente un terzo tipo di uomo: quello

che "sembra" adattarsi al mondo, in modi tali e con tale grazia strategica che il mondo si ritrova, senza neanche acorgersene e senza sanguinamenti, a seguirne le idee e a servirne ineluttabilmente le intenzioni.

E' l'uomo irresistibile.

94.   "La qualità viene dalla quantità", ho sentito. Certo. Però io direi che sono i risultati a venire dalla quantità. I risultati sono cruciali, soprattutto se sei un imprenditore. Però la qualità potrebbe essere ancora lì, due passi oltre. Ci vuole ancora qualcosa per averla. Imprenditori di successo certo, ma soprattutto uomini straordinari. Si può anche essere i primi senza essere i secondi. La differenza la fa l'impresa più grande: quella esistenziale.

95.   Ciò che sopra ogni cosa trovo potente, straordinario, bellissimo, è la vulnerabilità umana che non ha paura di mostrarsi, e che, fiera, guarda il mondo dritto negli occhi.

96.   Io credo, anzi, non credo, io ne sono ormai certo, che dietro molte manifestazioni di aggressività -non tutte, ma moltissime- di astio, di rancore, di invidia, di prevaricazione, vi sia dietro, nella persona che le pone in atto, solo la paura. Quella persona ha paura, una grande paura, di perdere qualcosa. Come un bambino spaventato che urla. Non che cambi in merito alle sue responsabilità, ma se tu non te lo scordi, se tu riesci a tenere fissa quella sua paura davanti a te allora muta il tuo modo di agire, un modo che pur nella fermezza lascerà intatta la tua calma e che includerà sempre qualche gesto che possa favorire

nell'altro il dileguarsi dei suoi demoni. Quel diverso modo è cioè, semplicemente, più generativo, più efficace. Ma presuppone dell'altro: che tu , per primo, sia libero dalla paura.

97.   Le parole. Dai alle parole corpo e falle risplendere d'un paradosso. Che siano pesanti, dense e lascino un profondo solco nel mare mutevole del senso. Ma nella loro densità, che sia loro propria la leggerezza, il carattere aereo, la dolcezza di forma che si fa levità. Che lascino la tua bocca, oppure la pagina, e si innalzino come stormo d'uccelli festosi, verso il cuore dell'altro.

98.   Tu ti ritrai dalla stratosferica, soverchiante indecifrabile ricchezza del mondo, e ti rifugi in una casa. Una. La monogamia è la più dolce, la più tenera, la più sublime, la più vertiginosa forma di codardia.

E io, miserabile, innamorato, ci sguazzo dentro felice.

99.   A te torno.

Dopo aver accarezzato altre facce del mondo, sempre a te torno.
Strumento forte, esotico, fragile e delicatissimo, oscuro.

Ma io so la tua musica.

Con le mie mani attente, i miei sguardi -che guardano la malinconica finitudine delle cose nei tuoi- le mie parole
So far vibrare quelle corde, danzar nell'aria particelle

misteriose

E quella musica s'alza, forte e inaudita, mia principessa tartara.

E mentre mi ci lascio andare, ebbro di abissi e finalmente a casa. Sento la mia, alzarsi come mai potrebbe altrove, E le tue mani a suonarmi, a sapermi per intero.

100.　A proposito di cosa sia la realtà e che natura abbiano le cose che su di noi quotidianamente impattano, e se possa essere definito integro, effettivo, il nostro libero arbitrio su di esse e reale la nostra possibilità di generare scelte. Beh, posto che è più che probabile che le domande che vi ponete la mattina vertano su dove la benzina costa meno o come rimediare la grana per il mutuo e le bollette, e che questioni come quelle sopra possono essere lasciate a presunti filosofi che passeggiano a perditempo nei parchi, c'è però una cosa, una domanda, che io vi propongo e che è in grado di comporre le cose, dirimere le questioni e soprattutto cambiare di botto, in un solo istante, l'intera vostra esistenza, se solo la adottaste d'abitudine. Il punto è che la prossima volta che siete chiamati a leggere ciò che accade, per decidere il da farsi, anziché chiedervi "cosa c'è qui", chiedetevi -e abituatevi a chiedervi- "cosa è possibile qui". Non fissate mai una definizione, delineate piuttosto, dentro una situazione mai definitivamente data, un ventaglio di possibili percorsi evolutivi. Nel far ciò, nel semplice far ciò, le maglie fitte del reale si apriranno e voi sarete risucchiati, mai arresi, nel fresco vortice delle possibilità . Voi sarete architetti e creatori. All'opera. Non "che cos'è", ma "cosa è possibile".　　　　　　　　　　　　　　　Sempre!

101.   Ci sono persone che non la piantano di essere se stesse e cercano di fare fuori l'altro. A volte anche fisicamente. Manovrando di sbieco. Questi campioni vanno neutralizzati. E il primo passaggio, ineludibile è questo: mettersi di fronte a loro e dire con densissima calma: "Io vedo quello che fai. Io ti riconosco". Sorridergli e girare i tacchi. E lasciare ogni cosa nella chiarezza della luce.

102.   E' senza dubbio il periodo più fervido e felice della mia vita. La bellezza della mia famiglia mi riempie. Alcuni no detti con grande rischio rivelano la loro giustezza. Altre azioni intraprese dove mai avrei pensato di intraprenderle (ma ce l'avevo sotto gli occhi) stanno dando i loro frutti. Alcune tappe, già tracciate sul terreno, da qui alla prossima primavera, sono entusiasmanti. Ho tempo per me e per i miei studi. E sul lavoro, ho costruito la possibilità di scegliere ciò che davvero mi appassiona e trovo stimolante. Solo 6 mesi fa non era così. In tutto questo mai come ora mi è evidente quanto la felicità te la devi costruire in mezzo ai rischi tenendo saldissima la mano sul timone della rotta che scegli e della persona che vuoi diventare, quando è facilissimo farsi distrarre. Facilissimo. Non c'è serenità nella scissione da te. Se non hai il coraggio di restare sul tuo sogno, vivrai nel sogno di qualcun altro.

103.   A volte è lì così evidente, sotto i miei occhi, la fragilità dell'esistenza, l'esposizione al caso, l'assoluta precarietà di ogni equilibrio, che mi pare sia impossibile vivere altrimenti che con ottimismo, con fede, con coraggio, e con la consapevolezza che ogni singolo istante in cui nulla si abbatte su di te è un ammiccamento del cielo a cui rispondere con un sorriso.

104.   E' incredibile come non vi sia alternativa al vitalismo, alla spinta in avanti, alla tensione all'evoluzione. Non c'è alternativa se non hai scelto deliberatamente di arrenderti, se non hai abbracciato il fondo come tuo punto d'arrivo. Non c'è alternativa alla fede e all'azione. Alla volontà di potenza. Apri le finestre e lascia che l'aria faccia il resto, amico mio! So chi sei!

105.   Questo è ciò che voglio. Il nitore, la limpidezza, il sentiero aperto. Voglio che ogni singolo rapporto sia luce e trasparenza. Voglio l'affrancamento dal non detto, dall'ambiguo, dal sottinteso. La pulizia dell'occhio e della mente, e del cuore. Confini semplici, sinceri, definiti, che lasciano campi apertissimi. Voglio l'eleganza di cose e mete che puntano alla più ampia porzione possibile di immenso – un immenso condiviso- con il minimo ingombro d'energia della mente e del cuore.

106.   Il perfetto punto di fusione che sintetizza l'oro, nella misteriosa alchimia d'una coppia, può essere questo: che devi danzare lì, tra ciò che nell'altro non puoi cambiare, che tu faresti diversamente e a cui puoi solo arrenderti, e le mille altre cose che li dietro e attorno nutrono la bellezza in voi, e che l'inaccettabile -divenuto accettato- non riesce minimamente a elidere, a scalfire. Se quel territorio esiste, e ci danzate insieme, allora ci siete. E anche un modo di stare vicini in cui saltate impertinenti sulla faccia delle regole da manuale. Per esempio: quella centralità incondizionata data da lei ai bambini a dispetto dei vostri spazi, e la constatazione che in quella centralità, sul tuo tempo che non è più tuo come vorresti, fioriscono mille altri doni

straordinari. E poi, per avere il vostro spazio, darsi appuntamento altrove, nella sua casa sfitta per esempio. E lì essere amanti, complici innamorati amanti. Che ti viene da dirle: "dobbiamo stare attenti, amore mio: mia moglie può scoprirci". E precipitare dimentichi in quell'abisso.

107.   E' una circolarità inscindibile che crea bellezza ed eccellenza: la pienezza dell'ora/qui, del silenzio che risuona del tutto, che si è già dove si deve essere, e la potenza del darsi una spinta, una direzione chiara, col proprio Daimon al fianco, spostando sempre più in là il confine della siepe. Sono i due versanti del cerchio, il circolo che si compie.

108.   Mi rendo conto che quando qualcuno pubblica foto dei suoi cari su facebook -i figli, soprattutto- metto immediatamente "mi piace", senza pensarci. Credo non sia un gesto leggero, che compio per sbadato compiacimento affettivo. E' che io credo che lì ci sia il reale, la trama prima della vita, la sostanza vitale in noi che muove le cose, al di sotto di tutto il teatrino politico, economico, ideologico che ci ammanniscono quotidianamente come ciò che è importante, come la vita stessa. Niente è più "vero" di ciò che il tuo cuore canta per i suoi cari. L'amore è la prima storia del mondo. Insieme alla paura di perdere, la morte. Il resto è vernice; forse ineludibile, forse producente effetti, ma vernice. Il cuore della vita è altrove.

109.   Singapore. Mi sento bene qui. Mi sento benissimo. E non è una questione di realtà fisica. Anzi, lo è anche, perché attorno, qui, hai l'ardimento di forme nuove che inglobano la bellezza della natura e hai l'estetica potente dell'insieme di culture che stanno gomito a gomito e si parlano. Hai

l'Asia qui, in ogni sua forma, mio vecchio sogno. Ma la faccenda principale non è questa. La faccenda principale è ciò che sento dentro, e ciò che sento è una propensione al futuro, un'apertura che è sguardo sulla possibilità, sull'innovazione, sulla sperimentazione -tecnologica, culturale, artistica. Io, che nel passato e nella storia ci son cresciuto e ci vivo immerso fino al collo, sentendone il peso forte del perno, sento qui una libertà magnifica e un respiro che si apre. E' come una forma concentrata in sé che trova lo spazio per espandersi, per aprire i suoi rami definitivamente verso un mondo che diventa ariosa casa di sogni, di progetti, di sviluppi ulteriori di ciò che ancora non sei stato, non sei, e che è inebriante poter diventare. Qui sono totalmente in movimento, totalmente liquido: la mia forma naturale. Che ha tutte le forme in se. Che libertà!

110.   Stai lì l'intera mattina a studiare la teoria della complessità applicata ai sistemi umani –la mente come sistema dinamico, aperto, che si auto-organizza, aperto alla casualità e all'indeterminazione. Poi esci, cammini, sentendo profondamente quanto tutto ciò sia vicino a ciò che siamo. Il Giardino Botanico, immenso, lussureggiante, coi i suoi spazi aperti e le sue innumerevoli creature vegetali, dalla bellezza straordinaria, forgia il tuo spazio mentale ulteriormente e vibra insieme a ciò che hai letto. Esistiamo? Certo! E ci muoviamo tra l'esigenza di stabilità e le forme di destabilizzazione tese ad aprire in noi varchi. Apertura e adattamento. Una danza. Come il mondo dove ci muoviamo. E poi arrivi all'Asian Civilization Museum e un abisso di meraviglia ti si spalanca innanzi e ti risucchia. Lì capisci quanto stupida sia l'idea che l'Europa sia stata il fulcro del movimento in avanti degli esseri umani. Perché la

profondità, la bellezza, la grazia e la complessità di questa loro storia e delle tracce che si è lasciata dietro, è possente oltre ogni dire. Te ne stai lì, e senti ancora il movimento dentro di te, mentre sei davanti a ogni singolo pezzo. Asia. Sud-Est. Vietnam, Cambogia, Malesia, Thai, Giava, Malacca, e la Cina dietro, e l'India. Lo splendore ogni oltre limite. E poi, camminando, c'è lui. Il Buddha, sotto ogni forma, estetica raffinatissima. Alcuni ti si espandono dentro, semplicemente; come una distesa d'acqua chetissima, limpida, ti assorbe nella sua forma. Diventi il nulla. Ed è così che diventi tutte quelle forme. Per tre ore la tua mente diventa tutte quelle forme. Diventi il respiro lungo, aperto, forse anche turbolento, storicamente densissimo, complesso, meraviglioso, di una grande, magnifica, ricchissima configurazione umana: l'Asia. All'uscita Singapore è lì, col suo verde dappertutto, col tentativo, riuscitissimo, di spingere ancora il sistema verso l'altro estremo: dare forma alle cose, definirle, in architetture e giardini che ti lasciano senza fiato. L'ardimento della forma; l'adesione al mondo vegetale, i fiori. Vuoto, pieno. Aperto, chiuso. Con i monsoni possenti a lavare via ogni cosa. Cammini. Mentre il sole declina. Mangi qualcosa che non capisci, buonissimo, dal vietnamita, per 7 dollari. A casa ti stendi sul divano, alla deriva, colmo. E domani, domani, chissà cosa diventerai.

111.   Nessun revisionismo, no, decisamente! 70 anni fa si è consumata una pagina innominabile della nostra storia, qualcosa da far tremare i polsi ancora oggi. Oggi, puntuale, giornata dedicata. "Per non dimenticare". Il mio dilemma è: devo parlare a mio figlio della Shoah nel giorno della memoria e pensare ad altro per il resto dell'anno, oppure

ogni giorno? Oppure qualche giorno dell'anno, o cosa? Qual è il discrimine della frequenza con cui mi devo rapportare a questa tragedia nel trasmettere a mio figlio un valore (perché la questione è trasmettergli dei valori giusto? O semplicemente fargli sapere che gli uomini sono capaci di tremende nefandezze, così che lui si faccia un'idea corretta dell'umanità a cui appartiene? No, peccato, perché io volevo invece costruire in lui l'immagine reale di un'umanità altra, altra e possibile). E poi, se la via del trasmettergli dei valori passa dal porgli davanti agli occhi, davanti alla mente e al cuore, a 10 anni, ancora e poi ancora, anno dopo anno, le lucide follie di cui l'uomo è capace, posso fermarmi alla Shoah o devo aggiungere l'infinita lista di genocidi e stragi appena indietro nel tempo -i milioni di indigeni americani, gli armeni, gli ugonotti per dire, e così via nel tempo, un tempo sempre uguale in questo? No? Qual è il discrimine temporale, la linea di demarcazione cronologica? E quello geografica? Devo limitami al bicchiere in cui viviamo, l'Europa, o comprendere altre "secondarie" regioni, anche lontane, dove sono avvenute nefandezze simili? Gli aborigeni australiani ad esempio, o i Tutsi, oppure quei bambini che muoiono di fame ogni tre secondi, anche per sostenere il consumo energetico del nostro quotidiano benessere persino adesso mentre nobilmente discettiamo su questo. E posso allora istituire una giornata della memoria anche per il mio bisnonno, innocentemente massacrato insieme a milioni di altri contadini inconsapevoli, per gli ordini allucinati di quel coglione incompetente che era il generale Luigi Cadorna, a cui pure la mia città dedica ancor oggi una strada? E per quella cultura raffinatissima degli aborigeni, decimati dagli australiani "veri"? O persino centrata sulla sempre decantata Atene di Pericle che andava dalle città vicine e diceva loro "o vi fate dominare da noi portatori sacri di cultura, o vi sterminiamo dal primo all'ultimo", pratica che ha poi attraversato i secoli sempre identica a se stessa. Spero nessuno di voi arrivi anche solo a sfiorare l'idea che il mio intento abbia una logica dello sminuire, del voltarsi dall'altra parte, o che quanto è successo mi lasci indifferente -non vi faccio così sciocchi. E allora facciamo così: continuiamo a sentirci in dovere di ricordare ciò che è accaduto 70 anni fa nella nostra Europa; qualcuno di voi dice che è utile; certamente vi farà sentire vicini ai discendenti delle vittime. Siccome so che sia a me che a voi interessa un cuore nuovo, un cuore che capace di costruire confronto-incontro, solidarietà, libertà, amore, sostegno, un futuro più luminoso con un'umanità diversa, io scelgo però di farlo in altro modo. E in questo non credo che la mia scelta sarà far vedere l'ennesimo film sull'olocausto a mio figlio. Abbiamo già fatto queste cose. Ci siamo commossi anche. Beh, quest'anno niente lacrimucce sdraiati comodamente sul divano. E non voglio stare lì ancora a parlarne. Il motivo è che si annoia. Perché è cinico, insensibile, indifferente? No, perché è pulito, perché è sano di mente. Ha capito cosa è successo, l'ha capito benissimo, ne abbiamo parlato così tante altre volte. Ma ora ha voglia di gioia. Se incontra un bambino ebreo l'unica cosa che gli interessa è giocarci, possibilmente alla Play Station, e non perché "ha subito la Shoah", ma perché è un altro bambino. Ha voglia di abitare il presente e guardare al futuro. Ha ragione! E allora il suo cuore nuovo -e il mio- io lo voglio costruire in altri modi, ogni santo giorno. Perché sebbene non sia minimamente messa in discussione l'enormità di ciò che accadde, quello che credo, e ribadisco, e metto in discussione è l'equazione che fate: ricordo degli orrori uguale a freno a compierne ancora. Ricordare per imparare. Io invece non penso sia utile rimarcare gli orrori del passato "per non dimenticare", così che non avvengano più. Non credo, lucidamente, che funzioni così. Nel micro come nel macro, nell'individuo come nel gruppo cui fa riferimento, nella famiglia come nella società. Non c'è uno straccio di evidenza empirica che funzioni così. Non vi basta, a voi, l'evidenza che non ha mai funzionato così. Ho ancora il ricordo, lucido, della Jugoslavia di due decenni fa. Ciò che è successo è accaduto perché quelle persone non avevano ricordato abbastanza? Ma che nesso c'è? Ma quali evidenze empiriche a sostegno che "ricordare" qualcosa serva a non farla accadere più? Ma chi l'ha messa questa sciocca teoria in giro, chi l'ha enunciata? E' un gigantesco errore storico, logico, epistemologico. Che fa danno. Perché io penso invece che rimarcare gli orrori del passato crei ulteriori possibilità che avvengano e che continuare a vedere gli ebrei come "il popolo perseguitato" è uno dei motivi fondanti per cui potrebbero esserlo ancora. Se mio figlio incontra un bambino non gliene frega un tubo se è giallo, verde, rosso, nero. Ci gioca. Se poi io me lo chiamo in disparte e gli dico: "guarda che è ebreo", la prima cosa che fa è guardarmi stranito, come a dirmi "embè? Che ci faccio con quest'informazione?", ma poi io comincio a raccontargli tutta la tiritera, e a quel punto, ditemi, in che modo questo influenzerà il suo rapporto con quel bambino? Ma davvero credete che l'influenza sarebbe positiva, o non andrebbe invece a dar corpo proprio a ciò che vuole combattere? Nei processi di trasformazione tenere presente ciò da cui si vuole fuggire non serve a nulla; non è vero che aiuta. Nei processi di trasformazione è vero invece il contrario, per meccanismi su cui non sto qui ad attassarvi con altre parole e di cui spesso parlo. Madre Teresa di Calcutta si rifiutava fermamente di partecipare alle manifestazioni contro la guerra. Aveva capito benissimo che tenere in mente, fermo, il concetto di guerra, contribuiva in maniera sofisticatissima a dargli un corpo possibile e che a nulla valesse quel "contro". "Quando fate le manifestazioni per la pace chiamatemi", diceva. Grande epistemologa, sottile frequentatrice di scienze cognitive. La memoria genera spesso più mostri di quanti non ne distrugga. Una memoria che oltretutto, in questo caso, ha troppi sgomentanti e fin troppo selettivi buchi, milioni di buchi, perché io vi possa fondare il mio fermo intento di costruire un più luminoso futuro e un uomo nuovo, senza impiantare in mio figlio la castrante ombra del peccato originale, pratica, questa, antichissima, e che non mi piace affatto. Sorvolo inoltre sulle ipocrisie, sui lavacri, sulle insopportabili incongruenze che su gesti come "la giornata della memoria" vedo fiorire voluttuosamente. Ci si sta un secondo a lavarsi l'anima, che avrebbe bisogno di un quotidiano, duro eppur luminoso lavoro. Anche un solo giorno. Della memoria.

112.   Il porto turistico qui a Siracusa, così come progettato, non si deve fare, dite. C'è un vincolo legislativo del 1988 perché Tucidide, Diodoro Siculo, Cicerone parlavano di questa magnifica insenatura naturale già secoli fa. Bene. Sarebbe dunque illegale fare quello che si vuol fare? Però io voglio dire una cosa enorme, scandalosa, che però penso: io sono stanco di questo! Quel porto è ormai una sentina; tutta la sua linea costiera è degradata e davvero devo fare uno sforzo di grande immaginazione per vederlo ammantato di quella sacralità che la storia gli testimonia. Il bel sogno è ormai andato, consumato, ammuffito, annegato da un

danno che è stato già ormai consumato. Mi spiace, è solo un fantasma mentale che frena ora solamente le possibilità di forme nuove dell'esistenza (anche estetiche, cioè di come le cose "appaiono" all'occhio) e dello sviluppo. Il profilo del porto si snatura. Bah! E' come se uno agli inizi dell'ottocento avesse voluto mettere i vincoli all'isola di Manhattan. Niente grattacieli, perché il profilo si snatura. Oggi quella mutazione dell'"apparire" è lì e si chiama New York. In realtà le vostre abitudini fisiologico-cognitive si contorcono come bisce all'idea di un mutamento di prospettiva. Sono stanco della storia, anzi della storia in tale veste fantasmatica, che blocca l'emersione di forme nuove. Mi pare un imbroglio del cervello. Bisognerebbe avere l'accortezza, certo, di evitare smaccate furberie, ma senza il coraggio di immaginare anche "un altro mondo", di avere un'altra visione, senza l'afflato liberatorio di uno slancio verso un terremoto percettivo che apre a un futuro anche altro, quell'accortezza diventa paralizzante ancoraggio all'immobilismo, tanto più desolante quanto più si ammanta di considerazioni culturali nobili, che né Diodoro Siculo, né Tucidide, né Cicerone probabilmente capirebbero.

113.   Sono cresciuto qui, in quest'incrocio, tra i 7 e i 15 anni, in quel meraviglioso quartiere popolare siracusano che era la Borgata negli anni '70. Le due saracinesche all'angolo (non le vedete? Sicuro? E ce n'è una terza) erano il negozio di alimentari dei miei fantastici vecchi, e c'era mia sorella, e mio fratello, la nostra famiglia. Quel negozio è stato per anni il punto d'osservazione di un universo di umanità talmente ricco e complesso da far impallidire la commedia umana di Balzac. Lì all'angolo la mattina potevi fare colazione col pane coi ricci che l'ambulante in bici portava; lì

sentivo le storie di mare e viaggi di Don Pippo Pagliucco, tatuato in ogni centimetro e che poteva sollevare una motoape con un solo braccio; lì ribaldi dal sorriso caldo come il sole nei guai con la giustizia venivano a chiedere a mia madre un aiuto, a volte ospitalità, in fuga; lì c'erano le botteghe ed ognuna era il pianeta d'un sistema solare affollatissimo; lì nei bigliardini, giovani sognanti parlavano dell'ultimo disco dei Pink Floyd che era appena uscito, e sognavano Londra; in fondo, Piazza Santa Lucia era il crogiolo incandescente e azzurrissimo di milioni di bambini che raschiavano il fondo dell'infanzia più selvaggia e libera e radiosa e crudele che si possa immaginare. Lì la storia m'è passata sotto il naso tutta, nei commenti al negozio e ai crocicchi; tutta la storia d'un decennio e la musica d'un decennio, perché la radio era nell'aria, ogni santa ora di ogni santo giorno. Era tutto vivo –tutti gli archetipi erano lì, ogni possibile epica era cantata e brillava- d'un vivo così violento da farti turbinare i sensi, e ognuno di quei milioni di uomini e di donne, di personaggi, di sguardi, di attori comunissimi eppur straordinari, del teatro della vita, lo sento ancora dentro, assolutamente vitale e risuonante di gesti e di parole, come un sole irradiante in quell'immenso oceano che è stata sin qui la mia vita. Wow! Il romanzo più grande, la sinfonia più ampia, il film più sontuoso e straordinario, vivono già. Dentro di me.

114.   Voglio di più. La formazione, il coaching, le lectures, le presentazioni, le slides. Ma io voglio di più. Dalla vita. E ho la sempre più netta, precisa, inchiodante sensazione che il più è meno. E che non sto scegliendo. Non sto veramente scegliendo. E che quella roba lassù è la mercanzia su uno

scaffale così come si è stratificato sin qui. Scelta illusoria, limitata, già determinata nel ventaglio. Ma io voglio un altro scaffale. Io voglio un altro corridoio, io voglio un altro supermercato. C'è qualcosa, qualcos'altro che sta aspettando, da qualche altra parte, e io lo voglio. Odora di libertà immensa. Odora di nuovo, freschissimo. Apro bene le   narici.

115.   Noi, annegati nella vita, bevuti dalla vita, ci beviamo la vita. Che cos'è questa? Svegliarsi una domenica mattina, fermarsi a mangiare una raviola di ricotta e poi via verso Palazzolo a prendere la pasta per la trattoria, fermandosi in campagna a prendere la salvia e il timo e il ronzio degli insetti radenti il mio orecchio e la poiana alta a scolpire cerchi in un cielo d'un azzurro liquido. Noi, annegati nella vita, ci beviamo la vita, ubriachi di aria e di nuvole che passano. Che cos'è? Patty Pravo, mentre la macchina danza avanzando sui declivi dolci degli Iblei, a cantare Pazza Idea, Tutt'al più, Morire tra le viole ("Sotto il sole/col vestito leggero/che un vento caldo/ mi spingeva più addosso/forte respirai/col mio piccolo seno/le mie mani pronte e gli occhi chiusi/senza più paura". Ma chi è che l'ha scritta, questa meraviglia?) e ancora addentare il finocchietto nel cinguettio sospeso degli alberi. Azzurro! Nel profumo degli iris appena sbocciato. E il gigante innevato lassotto. Che cos'è? E' felicità! Che altro è? Felicità. Mente limpida e felicità. "Tanto bellooooo/da concedermi all'amoreeee/e dormire sotto il sole/e morire tra le viole, e morire tra le violeeeeeeeeeeee"

BLU

116.   Nella fisica delle relazioni si attraggono le differenze,
ma solo se hanno un qualche sostrato comune. Le diversità
senza quel sostrato si fanno ribrezzo, a meno che non ci sia
dietro una grande mente. Le uguaglianze ti sprofondano
nella fossa, che può essere molto soporifera, mortifera, ma
arreca tranquillità. Cerchiamo conferme. Siamo cittadelle
fortificate. I ponti levatoi si abbassano solo se la differenza
non è attacco. Bisogna coltivare lo spirito e l'intelligenza,
altrimenti pupazzi si era e pupazzi si resta, e non bastano le
vesti della lingua e dei sorrisi.

117.   L'incapacità di ascolto non è un problema di
comunicazione, la maggior parte delle volte non lo è. Il
problema diventa ANCHE comunicativo, ma il nodo che lo
sostiene –impotenza mentale, autoreferenza, cecità
epistemologica- è lì sotto, grosso quanto un tumore osseo
sulla struttura dell'esistenza comune. La comunicazione
malata è solo il movimento disfunzionale dell'arto bloccato.

118.   A volte vedi incidenti relazionali tra persone che reputi
degnissime. Stai lì. Guardi a destra, poi a sinistra. Cerchi di
capire. Valuti ragioni e giustificazioni che sembrano
parimenti reali. Ti dispiace. E dopo attentissime e
minuziosissime analisi capisci che la cosa più profonda, più
sensata, più acuta che possa esser detta è che,

semplicemente, a volte le ciambelle non riescono col buco. Tutto qui. Non c'è altro.

119.   Chiusi entro il fitto invisibile muro dei nostri schemi percettivo-reattivi, prigionia trasparente che ci sbarra le opzioni alla ricchezza e alla meraviglia. L'altro può salvarci! Chiuso anche lui in una sua prigione che però è diversa dalla nostra. E due diverse prigionie dialoganti possono creare una grande libertà.

120.   Non ho mai amato, in psicologia, il Comportamentismo. Non ho tuttavia alcun dubbio che esso spieghi benissimo alcune delle derive educative nel rapporto genitori-figli adesso. Voglio dire, coi miei vecchi, i condizionamenti operanti erano molto funzionali, punizioni e rinforzi positivi chiarissimi: cosa buona: premio o fila liscio; cosa cattiva: tumpulate e calci in culo (ed estinzione del comportamento molesto). Ne seguiva anche una chiara consapevolezza delle leggi causa-effetto, del principio di responsabilità personale, e che i premi dovevi sudarteli.

Poi è arrivato il resto. Poi sono arrivati "i traumi psichici" e "la sensibilità". Poi è arrivata la degradazione delle pur magnifiche teorie dell'attaccamento. E nun si capiu cchiu' nenti: fai una bravata, rispondi male, non ti impegni, non aiuti in casa...e t'arriva lo stesso la play station 4, al posto della   scoppola.
Rivoglio i topi di Skinner

121.   Così come alcune persone ci piacciono e altre meno, anche noi non piacciamo a tutti. Brutto colpo per la nostra sempre sussurrante vanità e per il nostro -parzialissimo- senso di giustizia, ma è così. Più spesso di quanto non vogliamo il nostro senso dello smacco rivela quanto il delirio d'onnipiacenza in noi -parente prossimo d'un delirio d'onnipotenza dagli occhi più cheti- apra in noi il suo ventaglio occhiuto. Il mondo non ci obbedisce. Altre canzoni risuonano. Ma la persona ponderata smussa e affina la propria mente nell'attrito della diversità. E cammina per la sua   via.

122.   Qualunque considerazione o premessa -politica, sociale, economica, filosofica- vogliate metterci a monte, se una società, a valle, non fa valere l'eccellenza e la responsabilità personale come criterio primo nell'espletamento di compiti e funzioni, come discrimine tra chi va avanti e chi no, è una società destinata al declino e al fallimento. E nessuna recriminazione di diritti alla dignità servirà   a   nulla.

123.   Io credo che ci siamo ubriacati di "roba", letteralmente, negli ultimi 30 anni. Scordandoci quanto la trama della vita possa essere semplice, la meraviglia senza limiti se tieni gli occhi aperti, la gioia più accessibile senza strafogamenti e la vulnerabilità elevata, così elevata da farti godere ogni singolo momento in cui stai bene. Sono cresciuto in una cultura del poco, contadina prima e operaia dopo. Il mondo m'è sempre sembrato sconfinato. Il mio sgabuzzino con letto 5 mt. x 2, a 15 anni, vasto e senza pareti mentre leggevo e sognavo con i libri. Non ho mai avuto la sensazione che per essere felice avessi bisogno di più di quanto avevo. E avevo

poco, davvero poco. Ma una curiosità che mi divorava come un fuoco. E grandi polmoni, per far entrare lo spazio immenso d'aria azzurra intorno a me.

124.   Ciò che chiamiamo "civiltà" sta totalmente dietro una semplice parola: ignorante! Quando definiamo qualcuno in tale modo rimarchiamo in lui la condizione di qualcuno che ignora. Cosa? Cos'è che ignora? Cos'è che non si dovrebbe, nel corso dell'esistenza, mai ignorare? La risposta a questa domanda -pur composita- costituisce l'ossatura di ciò che dovrebbe essere una civiltà.

125.   Non c'è meritocrazia senza vera uguaglianza? Bello. E però che facciamo, fino a quando non c'è vera uguaglianza ognuno può sfangarla come gli pare? Che la tensione verticale all'eccellenza, alla crescita, al fare le cose bene, può essere derogata in nome della grave cappa di ingiustizia che opprime il mondo? (il sistema! Ah, il sistema! Questo gigantesco contenitore di scuse alla mediocrità).

126.   Se prostituire, (dal lat. prostituĕre «mettere in vendita»), è vendere, offrire, cedere in cambio di denaro o di altri favori ciò che comunemente si ritiene non possa essere oggetto di lucro o di calcolo interessato, allora l'intera società è basata sulla prostituzione. Milioni di persone, nella struttura sociale complessa, che lo richiede, la mattina si alzano e per buona parte della giornata vanno a fare cose che non c'entrano nulla con se stesse, sono cioè costrette -o si costringono- a svendere il fuoco vivo dell'esistenza in

cambio di condizioni che permettono loro la sopravvivenza (e spesso una sopravvivenza drogata di ingozzamenti consumistici). Se oggi noi associamo "prostituzione" semplicemente allo scambio del corpo che passa dal sesso, è perché una cultura sessuofoba e bacchettona ha interesse a sviare la questione altrove. Ma, paradossalmente, quell'altrove è l'unico ambito dove il gioco è perlomeno esplicito, direi trasparente. In quell'altro, gigantesco altrove che è l'ordinarietà dell'esistenza per i milioni, esso è invece occultato. DEVE essere occultato. Perché se l'umanità dovesse smettere di prostituirsi, da domani l'intera struttura sociale crollerebbe.

127.   E poi ci sono quelli che si alzano alle 6 per andare in un posto col corpo lasciando il cuore altrove, in una fabbrica, in un ufficio, nell'edificio lussuoso di una multinazionale, e le ore le pisciano via in attesa che finisca la giornata, e mica te ne puoi andare così.

E poi ci sono quelli che ne hanno uno/una a fianco con il/la quale è finita da un pezzo, ma non è che te ne puoi scappare l'indomani.

E poi ci sono quelli che i figli hanno fatto altro, qualcos'altro, e hanno piantato loro una spina nel cuore e sono lì a rimuginare su dov'è che le cose hanno preso quella piega.

E poi ci sono quelli che non ce l'hanno fatta, avevano quel sogno e ci hanno pure provato, ma, semplicemente, non ce l'hanno fatta.

E poi ci sono quelli che hanno un rimpianto, che hanno fatto del loro meglio e non è bastato e se lo portano dietro con l'intero prezzo da pagare.

E poi ci sono quelli che il mondo si è mosso è gli ha fatto franare un masso sui denti, e sono lì, tramortiti, a cercare di capire che cazzo fare.

E poi ci sono quelli che il corpo non va, che qualcosa lì non funziona, e non se ne andrà.

Questi, tutti questi, non li troverai mai nei libri motivazionali. Questi, tutti questi, sono lo scarto a fianco dei quintali di ottimismo, montagna di umanità dal tenerissimo cuore, fessa nella sua fragilità.
Questi, tutti questi, oggi, non so perché, mi risplendono dentro. Uomini e donne a cui va il mio saluto, il mio rispetto, la mia tenerezza, il mio tifo, il mio amore.
Conosco i vostri occhi e il vostro cuore; sono stati i miei.
Non mollate! Perdio, NON MOLLATE!

128. Riferirsi ancora alle pratiche economiche inerenti l'iniziativa privata e la libera circolazione delle merci col termine di "Capitalismo" vuol dire porre sulla questione un perno teoretico, ideologico e simbolico che non appartiene neanche più al mondo attuale, con tutto il suo codazzo di associazioni mentali. Usatelo voi, io no, grazie! Non si tratta di essere "capitalisti" o "anti-capitalisti". Si tratta di costruire modalità produttive sensate e al servizio dell'uomo. Si tratta di conciliare eccellenza, bellezza ed etica. Si tratta di costruire un mondo più evoluto.

129.　Che "L'Italia è una Repubblica fondata sul lavoro" non può essere inteso come il diritto incondizionato di tutti ad avere un lavoro (e chi mai può garantirtelo quel diritto? E come si può sostenere una fandonia simile?). Per me vuol dire che devi alzare il culo e dare il tuo contributo per la creazione di ricchezza, economica e culturale, con piena tensione all'eccellenza. E' un richiamo stringente alla responsabilità personale, non al garantismo. E' curioso vedere come spessissimo quelli che abbracciano con fervore e sdegno morale la prima accezione, siano quelli più allergici　　　　　　alla　　　　　　seconda.

130.　Una rivoluzione capitale dovrebbe partire dalla scuola. 5-6 ore dentro le aule, a sperimentare e meravigliarsi. E poi basta, tempo libero per vivere. E invece ore e ore a casa sui libri, a studiare improbabili nomi di montagne, fiumi, confini, pedanterie grammaticali, tassonomie indicibili, minuzie concettuali. La potente, giocosa volontà di crescere e conoscere dovrebbe essere nutrita, non intasata. E se 5-6 ore non bastano per i programmi allora non vanno i programmi, non la naturale curiosità dei bambini. Questa scuola è nemica sfrontata di ogni tendenza evolutiva. E' indecente e immorale. E se i ragazzi resistono è perché sono sani　　　di　　　mente.　　　Ma　　　per　　　quanto?

131.　Michelangelo sta giocando alla Play Station. On Line. Dall'altra parte, da qualche parte, stanno giocando con lui due ragazzi inglesi, uno egiziano, uno cinese. Giocano a "Call of duty", gioco di guerra. Lo sento dire cose col suo piccolo e incerto inglese, ma sono tutti e 5 coinvolti, vicini:

giocano! Un italiano, un egiziano, un cinese, due inglesi. E poi dice che la tecnologia divide. Loro giocano la loro piccola guerra finta insieme, uniti, puliti. La fuori, nel mondo, i rispettivi adulti litigano e stanno dando avvio alla tragedia dell'ennesima guerra vera. Ma che cazzo succede in mezzo?

132.   Ieri sono andato a trovare i parenti di mia moglie a Militello Val di Catania. Militello è alle propaggini nord dei monti Iblei, affacciata sulla piana di Catania. Stessa cultura rurale della mia Buccheri. Stessa matrice antropologica. Questa coppia di giovani, 35 anni più o meno, con un bimbo. Lui sempre alzato alle 4 del mattino. Si fa le fiere, da sempre, quelle di paese, vendendo abbigliamento. Ma la crisi ha colpito anche lì e si stava lambiccando il cervello, dopo vent'anni, di come e dove avrebbe povuto reinventarsi. Vent'anni in giro per i paesi, con massaie, contadini, uomini di lavoro di mani. Io me lo immaginavo, coi suoi occhi limpidi; la pulizia d'intenti, l'onestà, la semplicità; conosco quelle fiere, so l'umanità che le anima. Da quando aveva 11 anni gira. Ma ora non funziona più, la gente non ha soldi. Lui se ne va in campagna ogni volta che può, a coltivare il suo orto. Aveva una fiducia incrollabile nel lavoro delle sue mani e un'immensa tenerezza per il suo piccolo, e un angolo di ombra in agguato, per il suo futuro. Mai domo però. Mai. Lei è una ragazza piena d'energia, dal grande seno prosperoso come spesso qui le donne hanno, sospesa con grande equilibrio tra la modernità e il radicamento forte nella cultura millenaria cui appartiene; occhi diretti, sorriso energico. Era dalla madre quando siamo arrivati, perché qui i legami di famiglia sono forti. Ricordo il suo dolore al suo matrimonio, qualche anno fa,

perché aveva perso il padre qualche settimana prima; rapito, così, da una malattia. Conosceva la vulnerabilità questa giovane donna e ne aveva distillato dolente e viva saggezza. La condizione umana. Preparava lei molte delle cose che il suo bimbo mangiava, le salsette da dare alla madre per il suo bimbo quando lei aiutava al bar del cognato in centro, ché bisogna darsi da fare, in tutti i modi, nessuno ti regala niente. E poi c'era la madre di lui. Commovente, perché riconoscevo i modi, le posture, gli sguardi, persino i singoli gesti, un modo d'accompagnare le parole e certi commenti con gesti delle mani nell'aria, quelli della gente iblea. Qualcosa che è profondamente radicato in me, che ha segnato la mia infanzia. I miei nonni, i miei vicini, molti parenti, la mia famiglia. L'antropologia, pensavo, ha una forma corporea, e la mia aveva esattamente quella forma. Guardavo questi tre, in questa casa curata che arriva ad essere l'orgoglio della gente di qui, faticosamente messa insieme -la roba verghiana, il decoro- e sentivo un'onda di amore per tutto questo, per queste persone, una tenerezza e un incanto infiniti. La certezza, assoluta che erano la mia patria, un pezzo del mio cuore antico, ciò a cui appartengo. Ero, in fondo, uno di loro. Ero uno di loro che aveva solo viaggiato un po' e letto qualche libro. Ma ero uno di loro. Ma un'altra cosa pensavo. Mi veniva in mente ciò che Hellinger -quello delle "costellazioni familiari"- chiamava "densità dell'anima". La densità dell'anima è una sua qualità, un suo peso specifico, che rende spessore all'umanità che porta in sé, dentro la persona e il suo percorso. Ebbene, quella gente aveva densità dell'anima. Le veniva dalla profonda appartenenza a una cultura che aveva radici profonde, che si è sempre misurata sulla natura possente e che si muoveva, materialmente, in loro e con loro; ma le veniva soprattutto attraverso un'aderenza ai gesti e alle azioni essenziali dell'esistenza, a qualcosa che costituisce la struttura forte della vita. Affrontavano problemi concreti, semplici, basilari e li affrontavano con l'energia del corpo e delle mani, non con un approccio mentale. Ed è il corpo e le mani sulla vita, che "lavorano" la vita, a costruire densità nell'anima. Sono i gesti semplici, eppur così densi, è l'attitudine ad assumersi il destino sul corpo, a fronte dei venti della vita, affrontando problemi concreti. Mi veniva dritto in mente il confronto con quanto avevo visto la sera prima a Marzamemi. Marzamemi era un borgo marinaro una volta, sull'ultimo lembo di Sicilia verso l'Africa. Io lo ricordo abitato dai pescatori. Ci andavo, lì tra quelle case scrostate, divorate dal mare e dalla salsedine, e li guardavo, trent'anni fa. Anche quei pescatori avevano densità dell'anima. Oggi è diventata meta turistica. Ieri ho visto una sfilza di Lounge Bar e Restaurant, dall'atmosfera molto "Ambient". Al ristorante dove ci siamo fermati -molto pescatore rural-chic designed ricostruito e con un menu pieno di fantasiose definizioni verbali- il tipo al quale abbiamo chiesto delle cotolette per i bambini ci ha detto serio che "era fuori discussione"; troppo gourmant, loro, troppo avanti. Il cibo che ci hanno dato e le loro rivisitazioni erano una macchia disonorevole all'alchimia perfetta e secolare dei nostri piatti più semplici (ci vuole una grande intelligenza, ci vuole genio, per "rivisitare il territorio", perché il territorio, deficiente che non sei altro, ha una grandezza e una sintesi la cui apparente semplicità è il punto d'arrivo di milioni di combinazioni possibili, una sintesi che ti sovrasta, testa di minchia che non sei altro). Ma attorno, attorno a noi, nei tavoli, una proliferazione di discorsi su Cannes e su raffinatezza concettuali varie, e dissertazioni, e citazioni letterarie, e moda, e teatro, e design. Compiacenze di sguardi pieni d'ammiccamenti in conversazioni trasudanti ego. Un mondo laccato. Un mondo imbalsamato. Un mondo e una spinta vitale deprivata, scolorita, dissanguata in un universo di idee sofisticate, estetizzate. In personalità dalla banalità sconcertante, dallo sguardo attraversato dalla rarefazione del nulla. Eppur così...superiori. Oddio! No, no, no, nessuna densità dell'anima lì. Nessuna. Nessuna. Solo la decadenza dell'impulso biologico, solo l'annichilimento della sapienza del corpo e delle mani dello spirito in noi. In nome di uno schermo dove scorre la copia esangue, "idealizzata", concettualizzata, del terribile e magnifico film della vita. Le idee sono sopravvalutate, dice Franco Bolelli. Ha ragione da vendere. Rivedo lo sguardo di quell'addetto sala di Marzamemi, magnifico e appuntato sui suoi sofisticati piatti di merda, che disdegnava le cotolette, e lo confronto con quello della pizzeria che da trent'anni serve 4 stagioni e capricciose nella mia borgata a Siracusa. Ed è come confrontare il soffio d'un ventilatore con un vento carico di profumi che ti spira in faccia. No, non è sempre bello, gradevole, quel vento. Non lo è. E ha i suoi artigli e le sue ombre. Ma ha corpo e densità. Corpo. E densità. Dell'anima. Come quello del venditore delle fiere; come quello della ragazza dal seno prosperoso e le mani vive che si danno da fare; come quello della vecchia che si muove come le pieghe della terra degli Iblei. Sto attraversando un momento particolare. All'apice di ciò cui professionalmente potevo tendere e alla fine del percorso sfociato in due libri (e questo è il terzo), ho una strana voglia di mollare. Ho una strana voglia di svestirmi. Prendere quegli abiti e appenderli al chiodo. E presentarmi nudo. Forse vuol dire smettere di lavorare e fare altro (per esempio fare il ristoratore con mia moglie in un posto dove la zuppa si chiama zuppa, gli chef si chiamano cuochi e le cotolette proviamo a farle benissimo per la gioia dei bambini). Poi, forse, potrei invece scoprire che qualcuno ha interesse ad ascoltare parole di un uomo nudo.

Ma quegli abiti, in questo momento, mi bruciano addosso.

133. Non guardate la televisione. Anzi, Non guardate i programmi "d'informazione", la politica, l'economia. Intossicano la vostra libera meraviglia per la vita, la restringono a un buco di culo. Non guardate i telegiornali, non sono informazione; sono la lista nevrotica di cose negative che avvengono qua e là fatta con la lente d'ingrandimento da qualche gruppo di dementi. Guardate i canali tematici, storici, artistici, geografici, scientifici, la fiction i film, i cartoni animati -andatevene in campagna- ma non i telegiornali e gli "approfondimenti". Vi sembrerà di esservi tolti una scimmia impazzita dalla gola. E le nuvole torneranno a danzare più leggere, azzurre, nel vostro occhio limpido.

134. L'etica non può prescindere dalla reciprocità. Dalla specifica reciprocità. Un'etica decisa da una parte, che fissa le regole senza reciprocità su ciò che deriva in termini di conseguenze dei possibili "qualora non", è un capestro, è una boiata, è un ricatto camuffato. Io non riesco a scindere tutto ciò dal mio rapporto individuo-Stato.

135.   Gli integralismi e gli assolutismi sono sempre e comunque un disvalore. Certo. Ma c'è una cosa, una differenza tra "noi" e "loro", tra noi e l'Islam che non va sottaciuta. Ed è che nello sviluppo storico, ad un certo punto, noi abbiamo avuto cose come l'Umanesimo, che ha restituito centralità all'essere umano al di là dell'ingombrante giustificazione divina, e l'Illuminismo, che ha saldamente fondato il pensiero critico rispetto ad ogni "potere esterno", religioso o temporale. Loro, a quanto ne so, no. Sta qui secondo me la differenza. E, a livello di cosa una civiltà è e può esprimere in termini di potenzialità evolutiva -mettetela come volete- è una differenza che fa la differenza. Bruciare "gli eretici" –tentazione che si fa spesso prassi nella quotidianità dell'Islam oggi- è una pratica che noi abbiamo affrontato e risolto 500 anni fa. Un ambasciatore americano è arrostito ORA lì, perché non c'è stato un Giordano Bruno arrostito ALLORA. 500 anni di scarto. Questo mi appare come un incontrovertibile dato storico e culturale. L'intelligenza non ha che fare col "politically correct". L'intelligenza è l'esercizio della differenza.

136.   Ho per anni proposto nelle aule di formazione temi e argomenti con slides, teorie e metodologie correlate. Ebbene, non ci riesco più. Ho destrutturato la formazione e ogni argomento, ogni intervento è unico, e soprattutto parte dal basso, in un processo maieutico a cui non saprei più rinunciare, dando vita a un modello irripetibile, un modello per quella specifica situazione e quel preciso contesto. Solo in tale destrutturazione –e nel suo rischio- sta la matrice viva di un'anima millimetrica e vicina al cuore delle persone. Slides e teorie restituiscono solo l'ombra di quel

cuore. Un'eccellenza piatta come un'etichetta standard su una scatola di pelati.

137. Me ne andavo nelle aziende, nei gruppi, nelle organizzazioni con un grande sacco pieno dei 130 gormiti che Michelangelo non usava più. Li scaricavo sulla scrivania sotto i loro occhi stupefatti e dicevo: "bene, ognuno se ne prenda almeno 6 e mi mostri quello che accade in quest'azienda". Grandi, fantastici, potentissimi psicodrammi. Una delle cose più efficaci mai sperimentate. Che diventava semplicemente rivoluzionaria nella seconda fase. "Adesso prendetene altri; tanti quante sono le principali parti che costituiscono la vostra identità molteplice. identificatele e fate fare a ognuno di loro un discorso: cosa hanno da dirci?". Poi facevo dialogare le parti interne tra di loro e quindi le varie parti che entravano in contatto tra le persone. Alla fine dicevo: "Tutti insieme prendiamone alcuni e facciamoli metter su la rappresentazione della prossima fantastica storia futura di questo gruppo. Dai, fatemi vedere il futuro! Fatemi vedere il vostro cazzo di godurioso futuro". E, porca miseria, partivano a razzo. Era bello. Era davvero una roba potente, e loro, loro erano lì a fantasticare su un sogno, a dare forma a una visione, dopo aver fatto pace con se stessi.

138. In principio è la relazione. E le relazioni costituiscono il più grande conto corrente e la principale spinta evolutiva di una persona, la sua ricchezza primaria, ben al di là di ciò che arriva sul piano del tornaconto immediato, soprattutto economico. Se uno non capisce questo e quest'uno è anche qualcuno che si occupa di evoluzione, cambiamento, relazioni umane, sviluppo organizzativo, creazione di

eccellenza o di profitto, o storielle del genere, beh, allora è meglio che se ne vada a raccogliere patate.

139.   Non confondere i concetti di "Crescita" e di "Sviluppo". Non sono la stessa cosa. La Crescita è quantitiva. Lo Sviluppo è qualitativo. La crescita è "di più". Lo Sviluppo è "meglio". Anche nei sistemi biologici è così. Persino il cervello umano, in crescita neuronale fino a circa un anno d'età, poi comincia a sforbiciare intere reti, affinando le rimanenti e specializzandole sempre più. Ha a che fare col raggiungere risultati sempre migliori con un consumo energetico sempre più ridotto. E' il concetto di "eleganza" nei teoremi matematici: massima spiegazione col minimo ingombro concettuale. Si potrebbe anzi dire che spesso lo Sviluppo deve avvenire a discapito della Crescita, perché un'eccessiva dispersione nell'organismo come sistema energetico-informazionale può comprometterne seriamente lo Sviluppo o portarlo alla morte. Si può applicare tutto questo al momento attuale del nostro pianeta. Ecco perchè, Franco, amico mio, non devi adirarti quando senti parlare di decrescita. Perchè l'evoluzione ha molto a che fare con lo Sviluppo, e poco con la Crescita. Capisco quali soggetti della de-crescita hai in mente quando ti incazzi. Ma i nostalgici della ruralità, gli integralisti "naturali", le schiere del prima-era-meglio (concetto del tutto astratto: prima schiattavi come niente e facevi una vita di merda, a meno che non eri un aristocratico o un prelato), non ci facciano perdere di vista un rischio insito nel nostro modello economico-produttivo: quello della spinta a una sempre crescente produzione di beni e oggetti e la confusione dell'avanzamento qualitativo della condizione umana col

possesso e il consumo di quei beni. Questo rischio è molto alto, per esempio, nei paesi emergenti, che si affacciano adesso ai fenomeni di consumo di massa. Ciò che volevo rimarcare è la linea di confine tra evoluzione qualitativa e crescita quantitativa. L'evoluzione qualitativa è affinamento e perfezionamento dei processi vitali -pur dentro la dialettica di spinte differenti- a qualunque livello logico (individuo, gruppo, macro-gruppo, ecc.). La crescita quantitativa, senza un valore aggiunto qualitativo, può anche essere semplicemente...un tumore. Se la mettiamo in termini di energia -e l'energia è un fattore ineludibile perché ogni sistema vivente dissipa energia- non bisogna mai dimenticare che la Crescita implica sempre un maggiore consumo energetico e pertanto un rischio entropico maggiore. Ecco, lo Sviluppo, agendo sull'interazione qualitativa e non sull'accrescimento quantitativo, no. La crescita favorisce il processo entropico, lo sviluppo lo allontana. Questa è la partita che l'Homo Sapens Sapiens sul pianeta Terra sta giocando adesso. E ricordo che le specie viventi possono anche estinguersi (o pensiamo di godere di speciale immunità?). Salto evolutivo straordinario o rischio (sottolineo: rischio) di estinzione. Capire le linee di demarcazione tra questi ambiti è la sfida che il pianeta Terra sta vivendo adesso. L'evoluzione tecnologica, la ricerca scientifica e lo scambio dialettico delle idee, fuori da ogni integralismo ecologista o anti-capitalista ideologizzato, ci aiutano in questo, incommensurabilmente.

140.   Non mi interessa una discussione a favore o contro la marijuana (tranne che per gli aspetti terapeutici di quest'ultima, che sono interessantissimi); la mia vita ruota

attorno ad altro. Ciò che è necessario rimarcare sono le ipocrisie correlate, che trovo davvero ridicole. Uno stato che ha il monopolio lucrativo di sostanze che uccidono centinaia di migliaia di persone (tabacco, alcol) e di pratiche che ne depredano altrettante creando dipendenza (gratta e vinci e minchiate simili) e poi arresta me perché in terrazza ho una piantina di canapa indiana amica di sporadici momenti di privatissimo relax e amplificatore –che so- della prima di Mahler o di Kid A dei Radiohead nel mio sistema percettivo-sensoriale, è una cosa davvero comica. Se non fosse   tragica.

141.   Nessuno, mai nessuno nel pensiero politico, economico, sociologico, neanche Marx, neanche il più egualitario degli anarchici, aveva mai pensato che un giorno si fosse profilato all'orizzonte storico tale formidabile strumento di ridistribuzione del reddito: la badante! Questa categoria antropologica, quest'angelo della giustizia sociale, quest'incubo dei figli speranzosi di reiterare l'accumulo di ricchezze e proprietà. In una realtà tristissima, desolante, la badante arriva da lontano, dalla povertà, viene e porge quelle cure che nessuno ha ormai tempo di elargire, dispensa quell'ultima illusione di pienezza e serenità, forse di fulgore erotico, opera l'aggancio definitivo e alla fine, nelle forme e nelle strategie più diverse, si lascia, non senza una punta di soddisfazione da parte dell'elargente, aggiudicare il frutto dell'iniquità, della diseguaglianza, della sproporzione dei mezzi di produzione: case e proprietà finiscono in mano sua e per mano sua ai suoi figli che aspettano un futuro più roseo. Lo scalpore e il livore dei molti non tolgono un briciolo di legittimità a queste

centinaia di piccole, domestiche, private rivoluzioni che si compiono.

142.   E' sintomatico che ancor oggi una comunità umana che vuol celebrare se stessa, lo fa attraverso un dispiegamento di uomini in armi, lo fa attraverso una potenzialità belligerante. Come se io, nel celebrare un giorno il mio sentimento d'umanità e di comunanza con le persone e la mia stessa dignità personale, mi portassi dietro un coltello con cui potrei tagliarvi la gola.

143.   "Bisogna far ripartire i consumi". E facciamoli ripartire. La domanda è: e dove minchia devono andare 'sti consumi? E noi con loro. E se provassimo a far ripartire la completa consapevolezza di che figata è essere vivi e poter perseguire un sogno? E se ci mettessimo davanti un'immagine straordinaria, splendida di noi stessi e cominciassimo a camminare per andare ad abbracciarla, piantandocela dentro?

144.   Se voi foste extraterrestri in procinto di invadere la Terra e per indebolire i terrestri doveste bloccare le loro forme realmente efficaci di rappresentanza e partecipazione, cos'è che fareste: bloccare i partiti politici -destra o sinistra che siano- o oscurare immediatamente internet e i social network? Beh, che avete risposto? Dove scorre la linfa, quella vera? Dunque, per costruire una nuova realtà, una nuova convivenza, nuove forme di civiltà, dov'è che state guardando?

145.   Mi piace questo mondo di hotel, taxi, pranzi fuori, aerei, arte, mondo che ti passa davanti, stai-seduto-a-chiacchierare-con-i-gemelli-d'argento. Penso ai miei a volte, anzi spesso, nati contadini, mio padre a mezzadria a zappare "da sole a sole" (ovvero dall'alba al tramonto), poi operai emigrati. Mia madre, quelle rarissime volte in cui si mangiava fuori, si sentiva in dovere di sottolineare "quanto fosse buono", per l'eccezionalità dell'evento. Sono lontanissimo dall'essere ricco. Ma se penso che questa differenza si è consumata in una sola generazione. Una. Se non è mobilità sociale questa!

146.   Sono al Novotel di Monaco. Nella saletta dedicata ai bambini ci sono 2 consolle. Bambini russi, tedeschi, italiani, francesi, americani si trovano lì. I miei tra loro. Si capiscono subito, se la intendono davanti a quei giochi. Hanno un "programma comune" che li connette. Qualche passo più in là ci sono 2 postazioni computer. Vedi le persone. La schermata è quella, ormai universale, di facebook. Dialogano col mondo. Penso anche solo a 10 anni fa. Niente di tutto questo. E' successo qualcosa di straordinario. E non si torna più indietro. E' un nuovo mondo, la cui "mente" si sta evolvendo. Sinapsi. Connessioni. E' un'evoluzione della specie.

147.   Assassin's Creed, per Play Station, è fantastico, è uno sballo, non ci sono cazzi. Dopo la Costantinopoli bizantina, la Firenze dei Medici e dei Pazzi e la nascita degli USA, questo quarto episodio è ambientato nel periodo della scoperta dell'America. Michelangelo, gestendo i suoi

personaggi, facendo le sue scelte strategiche, collegato ad altri ragazzi che giocano da altre parti del globo, sta imparando un mare di cose, di storia, di geografia, di inglese, come mai nessun libro e nessuna lezione scolastica come attualmente svolta potrebbe mai riuscire a fare. E' evidente il segno d'una evoluzione nell'apprendimento. Quelli che vedono nella Play Station e nei giochi un pericolo per i nostri ragazzi mi fanno ridere. Tristissima e penosa posizione. Le potenzialità sono sconfinate e saranno del tutto percorse. Altrove. In Italia adoriamo le cartelle di 10 chili. In Italia santifichiamo l'800. Ci piace. Come la pietra al collo piace al disperato che ha deciso compiacente il suo suicidio.

148.   La "democrazia rappresentativa" non esiste. In uno stato di 60 milioni di individui non esiste, è un ossimoro. L'unico tipo di democrazia possibile è quella diretta, in gruppi limitati. Dite che non abbiamo ancora trovato niente di meglio; bene, però allora chiamatela "oligarchia rappresentativa". Che se no la gente non capisce, che se no pensa di essere davvero in "democrazia", nel governo del popolo e soffre, non capisce, si aspetta cose che non possono accadere. Oligarchia rappresentativa fa chiarezza, è più onesto e uno dice: "bene, questa è la storia: partiamo da qui; costruiamo buone oligarchie". E il prossimo che mi dice che "lo stato sono io" giuro che gli trancio la lingua e la do in pasto alla mia tartaruga.

149.   Pasticciato questa volta, decisamente, e causato disagio a una coppia in vacanza. Mi spiace, davvero. Ho mille

attenuanti ma non fanno la differenza. Ora è il caso di mettere in pratica il mio manuale del perfetto commettitore di errori. Ovvero:

 a) riconosci l'errore;

b) prenditi tutta la responsabilità;

c) mostra di vedere il disagio provocato e mettiti a disposizione per fare tutto ciò che è in tuo potere fare per diminuirlo o neutralizzarlo, e poi fallo;

d) metti in atto azioni che ti permettano di non fare più quell'errore in seguito. Ci penserà poi la fantasia della vita a fartene fare altri. Quando succede riparti dal punto a;

e) fatti un bagno caldo.

Vado a farmi un bagno caldo!

150.   Basterebbe, per molti medici, semplicemente azzerare il gran lavoro che fanno per essere, sul piano della relazione e della comunicazione, insulsi, svalutativi, depotenzianti, ignoranti, dannosi o semplicemente stupidi. Basterebbe solo portare la questione a un livello neutro per dare alla relazione terapeutica una spinta poderosa verso l'alto. E quando poi si decidessero a compierlo, il lavoro per la qualità, allora sì sarebbe rivoluzione terapeutica.

151.   Stato su i miei due giorni a Milano. Expotraining e altro. Vedo ogni volta queste persone, queste realtà. Produttività, espansione, miglioramento continuo, fatturato. E' la realtà del lavoro. Ammirevole. Eppure. Me ne torno ogni volta con un oscuro senso di minaccia. Tutte queste persone, così umane, spesso straordinarie. Ma non riescono a viverla questa loro umanità, nel quotidiano. Sembra la riduzione dell'esistenza a un curriculum, un curriculum di corsa, e io provo una gran tenerezza. Ho deciso di lanciare la mia idea di consulenza, con un nome: "Voi andate avanti. Io vi aspetto qui". Qui. Dove la vostra umanità vi aspetta, con   me.   Per   rifiatare.

152.   Eccoti qui, di nuovo. Ritorno. La Danimarca certo, Copenhagen ti è piaciuta, carina; Stoccolma bella, ma quegli svedesi, che se li fermavi per strada per un'informazione ti guardavano come a dire "ma come cazzo ti stai permettendo di parlarmi, qui, in strada?" e i tassinari che cercano di fregarti e con cui devi contrattate (ma che era, Tunisi?); Helsinki no, non ti è piaciuta; Tallin graziosa, ma un po' bambolina leccata; Oslo sì, il nord Europa come te lo immaginavi al meglio, e Bergen pittoresca; e Poi Pietroburgo; beh, lei è una storia a parte, però quanta malinconia; e infine i fiordi, la natura che si sbraccia per impressionare, però, davvero, per me, 3 giorni e basta. E ora sono qui. Sicilia, ancora. Siracusa. E mi sento felice di esserci. E sento l'amore merlettarmi il cuore. E penso che anche nudi così come siamo, anche cisposi in questa contemporaneità che non riusciamo a costruire, anche lerci e indolenti, anche dannati e impotenti, anche un abisso al di sotto di quello che potremmo essere, siamo ancora luogo dove la vita ha densità dell'anima ineguagliabile, siamo

concentrazione di bellezza esagerata, scandalosa, siamo passione che canta e squarcia il velo, siamo l'abisso che ti apre al cielo. Non saremo mai carini e ordinati come quelli lì. Noi siamo sconvolgenti. Siamo questi qui.

153.   Lamentarsi è condizione strutturale della condizione dell'esser siciliani. Lamentarsi e imprecare agli dei sul palcoscenico e poi banchettare perdutamente con loro nel retro, nella doppia perduta gioia del sapere che tale sontuoso privilegio, a non divincolarsi dall'abbraccio, ti recherà al cospetto degli occhi della morte.

154.   REVOLUTION

Art. 1 – L'Italia è un paese fondato sulla Responsabilità Personale. Ogni cittadino, a prescindere da sesso, razza, condizione, religione, perseguirà con inflessibile volontà una tensione all'eccellenza e all'evoluzione personale e un'apertura alla bellezza e alla sua costruzione e tutela. Ogni avanzamento sociale e ogni arretramento, ogni premialità e ogni punizione, saranno agganciati a tale presupposto.

Art. 2 – Lo Stato promuoverà in ogni modo le condizioni affinchè quella tensione all'eccellenza e alla bellezza possa essere esercitata a partire da condizioni quanto più eque possibili. La gestione delle risorse pubbliche destinate a ciò per scopi personali da parte di chi è chiamato ad amministrare è considerato tradimento ai valori più alti della costituzione e punito con il carcere duro e la pubblica gogna.

Art. 3 – Lo Stato riconosce nel lavoro l'ambito d'elezione nel quale estrinsecare la propria personalità il proprio contributo al mondo e ne favorisce quindi le condizioni affinchè esso possa prosperare. Lo Stato riconosce altresì anche che esso sia un diritto che nessuno può garantire in assoluto e lo assume pertanto come una conquista. Ogni cittadino è pertanto invitato, in concorso allo Stato che garantisce un ambiente favorevole allo sviluppo, ad intraprendere ogni azione ed iniziativa atte a creare attività produttive e ricchezza materiale, per il perseguimento della crescita del benessere della nazione.

Art. 4 – Lo Stato riconosce oltre alla ricchezza materiale, l'importanza ineludibile della ricchezza spirituale, che si estrinseca nelle sue varie forme. Esso pone pertanto entrambi gli aspetti come costitutivi della Felicità Umana, che assume come scopo fondamentale dell'esistenza e obiettivo primo da perseguire per i suoi cittadini (...continua...)

ROSSO

155.   Quando scrivi, devi sentire le pallottole che ti fischiano dentro. Altrimenti stai scrivendo stronzate. E' meglio se te ne vai a raccogliere patate.

156.   Ogni volta che sento qualcuno dire con quella certa faccia e quel certo tono che "puoi volare se solo lo vuoi", mi viene voglia di prendere una carabina e abbatterlo a fucilate.

157.   Solo gli stupidi non fanno mai un passo indietro.

158.   Divento antipatico, stronzo: non riesco più a tollerare il pressappochismo, l'eccellenza negata (e neanche cercata), la mancanza di tensione al miglioramento, ovunque. E se sei un rom e mi strimpelli da due anni "besame mucho" con la fisarmonica cercando soldi, falla almeno con le note giuste, fammi vedere che hai fatto progressi, l'hai migliorata (due anni!); altrimenti fuori dalle palle!

159.   Ma tu vuoi la botte piena e la moglie ubriaca? Attento! Il linguaggio è un sentiero che traccia i percorsi, ti ci ritrovi incastrato dentro. No, guarda, è così: io voglio la botte piena (di ottimo vino), la moglie sobria, interessante, fascinosa e gnocca, e ogni tanto ubriaca, quando dico io, la sera, intorno alle 23.30, quando i bambini già dormono. Chiaro?

160.   La forza del gruppo. Siamo esseri gregari. E gli appartenenti a ogni clan li riconosci subito. Ci sono quelli naturisti, quelli del tango, quelli di sinistra alternativi, quelli del cinema d'essais, quelli che hanno scoperto il Buddhismo, quelli "che a loro non la si fa", quelli etici che salvano il mondo, quelli che non gliene frega, quelli dello sport che fa bene, quelli del Tai Chi Chuan, quelli che fanno carriera, quelli che fanno carriera ma in modo diverso dagli altri. E poi ci sono quelli che pensano di non essere tra nessuno dei vari "quelli che". I peggiori. Quelli come me.

161.   Lavorando in un gruppo sui valori. Spunta la parola "amore", ma, come sempre, nessuno riesce a descrivere cosa diavolo sia. E' la parola più ambigua, abusata e pericolosa che io conosca, soprattutto quando inevitabilmente deve diventare prassi (quale prassi? Secondo quale definizione?). Stirare la mano lì in mezzo, in mezzo alla nebbia, ed estrarne alcuni suoi molto più praticabili e coltivabili elementi. Intessere le relazioni su quelli. Relazioni pulite, ariose, limpide. L'amore offusca.

162.   L'universo ti ama e vuole il tuo bene. Sì, e dove c'è barilla c'è casa. Confondere la pienezza, le palle e il fegato, con un sorriso perenne da beota. Mi sembrano tanti teneri chierici col cuore colmo di speranza e gioia. E io ho una grande simpatia per il demonio. Per favore, non contenete buoni sentimenti. Contenete tutto! Oppure fate come diavolo vi pare, ma non mi appestate di positività del mulino bianco infiocchettata a saggezza.

163.   E quelli che sono progressisti, new age, l'amore-vince-sempre, il pensiero positivo, siamo esseri di luce, e poi appena manifesti una qualche diversità di vedute gli viene fuori questa botta di veleno e quest'espressione schifata come tu fossi un merdoso troglodita che aspetta la rivelazione (la loro)?

164.   Camminavo a Ortigia, in una stradina del tracciato viario che ricalca esattamente quello dell'antica città greca. Pensavo che lì, esattamente lì, migliaia di altre persone hanno camminato e vissuto nel passato. Ma, pensavo, secondo l'attuale versione della salvazione eterna, che ne è stato di loro, vissuti sotto l'egida di altri dei, di altri numi del sacro? E di tutti quegli altri loro contemporanei, vissuti ai quattro angoli del globo, prima o fuori dall'avvento della buona novella, nelle loro rispettive storie salvifiche? Sono esclusi costoro dalla vita eterna? (il limbo: oh, grave atto discriminatorio); oppure hanno maturato un qualche diritto, una cedola salvifica che è stata poi riconvertita in quella nuova, quella in corso? E la salvezza è dunque retroattiva e me li troverò accanto in paradiso anche loro in un misericordioso e inclusivo abbraccio ecumenico? E, spostandomi dalla dimensione diacronica a quella sincronica, gli altri paradisi, quello dell'Islam per esempio, me lo ritroverò lì accanto al mio appena oltre il muro di cinta? Ed è possibile ipotizzare una breccia dalla quale qualche vergine passi, magari col favore del buio, ogni tanto di qua da me? Cioè, come minchia funziona, tutta la dannata faccenda? Non è che io mi ci metto d'impegno e osservo ogni precetto, ogni rito, ogni funzione liturgica e poi da qui a qualche millennio arriva una qualche altra versione salvifica più aggiornata, più ufficiale e "vera", e la mia,

come niente, mi va fuori corso, sbriciolata come una vecchia sfinge a cui il vento del deserto lentamente erode un orecchio?

165.   Usare la nobile compassione in modi impropri (molti) e con le persone e gli "ultimi" sbagliati (tanti), non renderà il mondo un luogo migliore, ma farà spalare a te inesauribili montagne di merda.

166.   In Italia sono spariti tutti i cuochi. Minchia, manco uno ne è rimasto. Sono tutti chef! Ci sono chef dappertutto, e lo chef di quà e lo chef di là; pure se entri nel posto più scarcagnato, nella bettola più abusiva e terragna, mica ci trovi un cuoco in cucina, c'è Lo Chef! Porcozzìo! E poi c'è Trippa Avvaisors, sua contropartita democratical-chic di esperti fruitori, che manco la dittatura del proletariato ci può, la più grande truffa dopo quella dei Sex Pistols ma senza neanche un millesimo di quella classe, che si bevono ogni singola trasmissione di quegli chef di là, gente sadica e stronza per contratto e per audience; e questi chef di qua poi si mettono questo bollino di Trippa Avvaisors sulla vetrinetta,   tutti   contenti.
Io voglio dirvi questo: dovesse capitarvi di venire da noi, non arrischiatevi a chiamare mia moglie Luciana chef, che v'arriva una padellata in faccia. Poi tocca a me, cameriere di sala, maitre-rci una parola buona per sanare la questione. Ma non garantisco nulla.

Quanto a Trippa Avvaisors, stiamo approntando, io e mia moglie, un cartello da metterci sulla vetrinetta anche noi, che dice così: "Se credete a Trippa Avvaisors, fuori dai coglioni. Saremo entrambi più felici".

167.   Se ne è andata un'altra persona che conoscevo. Più o meno la mia età. In un paio di giorni. Sono qui. Mi sono appena gustato un bagno caldo. E ora ho questo sapore in bocca, di caffè e biscotti. Fuori il tranquillo ipnotico battere della pioggia. E sono sempre più certo di una cosa: il senso della vita è...esserci, starci ancora, coi sensi, nella vita. Non c'è bisogno d'altro. E a tutti quelli che cercano ancora un senso, e sono vivi, e possono ancora sbracciarsi le maniche su quei polsi alle cui estremità ancora delle mani si muovono, dico: al diavolo! Andatevene al diavolo! Non mi scocciate con le vostre questuanti, sterili rimostranze esistenziali!

168.   Conosco conversazioni e salottini e luoghi dove è tutta un'eiaculazione di frasi intelligenti, colte, informate e citazioni dotte e sorrisini e un gran titillamento reciproco di genitali che confermano a tutti che si è nel giusto giro di orge, in un club esclusivo di raffinata imbecillità.

169.   Posso dirvi tutto della vita. Dalla A alla C.

170.   Che dietro ogni grande uomo vi sia sempre una grande donna è una delle frasi più insulse, insidiose e fintamente progressiste che io possa immaginare. Perché nel goffo e malfidato tentativo di ribaltare il senso comune delle cose in realtà le conferma. In un primo modo perché portando in

evidenza la grandezza dell'uomo definisce la donna, dietro, a partire da quella. In un secondo e ancor più insidioso modo, per "omissione di contrario". Perché non s'è mai sentito che dietro una grande donna c'è sempre un grande uomo. Sempre l'uomo davanti in questa storia, con la sua grandezza. Ah, il linguaggio!

171. Queste donne così fighe, queste che sprizzano avvenenza da ogni poro e ogni dettaglio, che sanno con sapienza sistemarla sull'ultima fila di assi in prossimità del pubblico. Queste che urlano seduzione e sussurrano intelligenti discorsi. Queste donne così belle e intelligenti non mi piacciono. Mi annoiano. Mi piacciono quelle imperfette, quelle spezzate, quelle che abbassano gli occhi o te li lanciano come strali, quelle che dentro hanno la lotta, quelle che hanno corpi che potrebbero stare in gallerie d'arte, quelle che "hanno problemi" e se li portano dietro con splendore e bellezza. Quelle che nello sguardo, nel silenzio di mezzo secondo di sguardo, ci leggi un mondo e un abisso sconfinati. Queste donne mi interessano e rendono la mia traversata quotidiana un'avventura in cui il culo della specie non è svenduto del tutto.

172. Ci sono due cose che tantissime persone, più di ogni altra cosa, non sopportano: la libertà e la felicità. Degli altri.

173. Io vi conosco, coi vostri occhi che si scrutano attorno in cerca di altri pupazzi. Vi conosco, con quelle cravatte su quelle panze da ristoranti che ti cci porto io abbasedipesce. Io vi conosco, mentre parlate di strategie e alleanze e quote e amici degli amici e sapete tutto dei palazzi e dei minchioni

che lo popolano. Vi conosco mentre vi fate i conti, mentre calcolate gli uomini in quota, mentre pesate le elargizioni e l'equità di quella che vi è toccata. Io vi conosco benissimo con quei doppi menti e quelle menti-niente, conosco quello sguardo, quella colla che spande; conosco il vostro odore di dopo-barba e la puzza che emana il vostro niente interiore. So benissimo i "certo venga a trovarmi" e i "dobbiamo parlarne con spicchio e con spacchio". Io vi conosco e so che gestite ogni leva, ogni purtuso, ogni contatto, di questa terra offesa.

Togliete alla Sicilia il suo Statuto Autonomo.

Salvatela da queste tarantole infestanti.

Io vi conosco e vi sto lontano.

Perchè mi fate schifo.

174.   Ogni volta che lo vedo non ci posso credere. Che delle persone su facebook, anche degnissime, dicano ad un certo punto cose come: "ora pigli e metti questo post sulla tua bacheca, lo condividi almeno per un'ora; se sei buono, se sei amico, se sei degno, se sei sensibile, ora pigli e lo fai". Amico mio, amica mia, renditi almeno conto dell'abominio psicologico che sta dietro un'intenzione del genere. Perchè quest'intenzione è in realtà un'ingiunzione. Un'ingiunzione di sensibilità comandata, con l'aggravante del ricatto e la macchia indelebile della stupidità sul come si coinvolgono gli   altri.

E' come l'orribile, insopportabile, violentissimo: "se mi vuoi bene, fai quello che dico io".

Amico mio, amica mia, non si fa! A me gli occhi, ascoltami: NON-SI-FA!

Puoi fare, invece, cose più intelligenti. Come per esempio prenderti la libertà di dire la tua, e lasciare agli altri la libertà di dire, ed essere, quello che vogliono. Ok?

E ora, se non sei uno/a sconsiderato/a, prendi questo post e fai quello che minchia vuoi per il resto della tua vita.

175.   Ogni volta che vado al supermercato bio -bios, vita- esco finanziariamente più morto che vivo. Che fossi un muratore scapolo me ne andrei all'hard discount e poi coi soldi risparmiati mi farei una botta di vita vera, molto bio, dove dico io.

176.   Il Manuale Diagnostico e Statistico dei Disturbi Mentali (DSM) presentava circa 100 voci di disturbi mentali nel 1952, quando apparve. Nella seconda edizione (1968) erano già 200. Nella terza (1980) erano 300. Nella quarta (1994 e rivisto nel 2000) erano 400. La quinta edizione, uscita nel 2013, contempla la categorizzazione del lutto come disagio psichico clinico: se ci stai dentro, in modo devastante, per più di due settimane (!) allora sei malato e puoi essere farmacologicamente   trattato. E' troppo! Limite passato!

Io dico: facciamo un falò di etichette, fermiamo la proliferazione cancerosa della lingua, dissecchiamo la mania definitoria, mandiamo affanculo le case farmaceutiche, liberiamo il mondo dal disagio psicodiagnosticizzato e restituiamolo alla nostra traballante, vulnerabile, ferita, imperfetta, sofferente umanità con le sue ombre ineludibili che la fanno splendere d'una luce fosca che, a guardarla, a parlarci, a compierci dentro il viaggio, è luce chiarissima e inarrivabile. Noi non siamo malati di ombre. Noi siamo magnificamente umani.

177.   Dice che in un supermercato qui in città danno polli arrosto a euro 3.50, che c'è la fila, che questo da la misura di quanta fame ci sia in giro. Un pollo arrosto 3 euro e 50? Ma che cazzo di pollo è? Ma non se lo chiedono le persone? Ma che diavolo di fame è, da far dimenticare alle persone la semplice tutela della loro salute. Ma con 3 euro e 50 ti compri un sacco di fave, legumi a tinchitè, ti compri della verdura, ti compri due chili di pomodoro e un pezzo di formaggio e te la godi col pane e l'olio. Mia madre mi diceva soddisfatta, dopo aver speso, che so, 5.000 lire (2 euro e cinquanta) che avremmo mangiato 3 giorni con quella roba, e bene. E bene mangiavamo. Andavamo pure in campagna a raccogliere un mare di verdura. Ora è tempo di bietolina, di ortica (che zuppa!), di borragine, e trovi la cicoria, amara, buonissima. Io ci vado in campagna (invece di far finta di fare meditazione del cazzo). E c'è la salvia, da farci la pasta. E i cardi. Raccolgo. Non vedo mai nessuno in campagna a raccogliere niente. Mai. Ed è piena di roba. Un pollo di merda 3 euro e 50, vissuto e schiattato chissà come, a intossicarti l'anima. Ci sarà pure la crisi, ma non è che nel frattempo ci siamo assolutamente rincoglioniti? Ma non è che la crisi gratterà via un po' di quel rincoglionimento e ci restituirà un barlume di intelligenza?

178.   L'anima scura della mia terra è nell'espressione degli avventori delle strisce pedonali. Anziani, o donne, o bambini, o chiunque. Tesa, dubbiosa, circospetta, attenta, spaventata. Tentano un passo e guardano all'ennesima automobile che arriva e che non si fermerà. L'altro lato della strada è lì a 10 metri, irragiungibile. La rivoluzione dell'anima è laggiù, 4 abissi più lontana. Inutile.

179.   Più di ogni cosa, è quando tu sei lì e cerchi di uscire per minuti da una traversa, e dopo un po' che aspetti invano spingi il muso della macchina di pochi centimetri avanti, e immancabilmente ti passano davanti quelli che non solo non si fermano, ma oltrepassandoti, arrivando a fare una "U" di sbieco, ti guardano tutto il tempo con quell'espressione sdegnata che dice: "ma come cazzo ti permetti di cercare di uscire da lì?". Ecco, in quell'espressione, nella qualità di quello sguardo, in quel misto di ottusità e supponenza tra un muso e due occhi che sono il nulla, tu, amico mio, come un ologramma, puoi vedere una certa qualità del mondo tutto, un'espressione certa dell'umanità tutta. E ogni volta che pensi ai mali del mondo, ai grandi conflitti, agli orrori geo-politici, alle guerre, alle stragi, all'ingiustizia e all'inedia, sappi che il pianeta è pieno di individui così. Non farti ingannare, è solo una sottile differenza di grado lì sulla linea che segna il fetido ristagno mentale e una suppurazione al sistema empatico, data da circostanze contingenti. Ma sono questi. Sono   loro.
Se la morte domani, misericordiosa e portatrice di grazia, dovesse cogliersi tutti insieme, d'un sol botto, questi individui, questi demolitori di bellezza, queste gran teste di minchia, il mondo ne trarrebbe un immenso sospiro di

sollievo.

Ma la morte, si sa, è come le bombe intelligenti: colpiscono a cazzo di cane.

180.   Succede che guardo questi film cazzoni, questi film dove c'è qualcuno che lotta per qualcosa e poi la ottiene, e piango. Italiani, americani, cazzo, il fatto è che mi piacciono le storie. Mi piacciono e arrivo a piangere. Una volta no; ero intelligente una volta, e facevo le mie critiche sofisticate; cazzo com'ero intelligente, il cinema qua, il cinema là. Ora mi immedesimo, mi commuovo e piango. Sto invecchiando. Divento sempre meno intelligente, l'intelligenza m'annoia. Le storie sono meglio. Mi commuovono. Cazzo!

181.   Visto in TV il tipo che fece fuori 80 ragazzi in Norvegia. O giù di lì, una robetta simile. Ascoltato filosofi e portabandiere delle idee eccelse sul male, la presenza del male, la redenzione del male. Ah, questo bagaglio cristiano della comprensione, della redenzione e del perdono. Ah, i vantaggi dell'essere pagano. E la libidine del prenderlo, quel tizio (solo quel tizio eh? Che se ne stava là col suo sorrisetto compiaciuto da coglione), impalarlo pubblicamente e poi tornarsene a casa a mangiare un'insalatina leggera e guardarsi le nuvole splendide in un mondo con qualche grammo di male in meno. Un saluto ai filosofi.

182.   Se c'è una cosa che non ho mai sopportato è la sacralizzazione degli autori, la mummificazione di scrittori, filosofi, poeti, artisti e compagnia bella in una teca reliquaria

di fronte alla quale genuflettersi. "Dante...ah Dante...Platone...Shakespeare, dio mio, Shakespeare; Agostino ... Proust&Joyce...Oh Michelangelo, e Picasso e AndyWarhol", che pare che parliamo di alieni che ti schiacciano lì sulla tua stessa vita. In realtà sono persone, sono solo persone che hanno indagato dentro loro stessi e nel mondo, hanno osservato, e hanno preso una penna o un pennello o uno scalpello in mano e l'hanno fatto in modo straordinario. Ma persone. Coi loro dubbi, le loro fisicissime carcasse, i loro difetti, i loro tarli, le loro miserie e fisime. Persone straordinarie con le quali avrei preso un caffè a Piazza Duomo, con immensa curiosità certo, ma sparando pure cazzate e ridendo. Forse è quando cresci in una vecchia città di circondata dal mare che tante ne ha viste, e ogni mattina appena metti il naso fuori quel mare ti mostra la sua natura; e ti entra dentro allora, sottile e potentissima, l'idea del nostro respiro liquido, mai uguale, mai fisso, nell'immenso movimento del mondo al cospetto del quale tu e tutti i grandi siete gocce fugaci. O strepitoso mare, tutti.

Siracusa, ore 17 quasi, lunedì d'un pomeriggio qualsiasi.

183.   Stanno preparando i funerali in pompa magna. Sono bravissimi a celebrare miti per congelarli. "I grandi della terra, tutti, saranno presenti". Ma che cazzo ci vanno a fare, i grandi della terra, da Mandela? Ma poi quest'espressione: "i grandi delle terra". Ma vaffanculo va! Queste sono le occasioni in cui mi fumano come 4 Etna in fila in eruzione magna. Perchè se i minchia di mare della terra vanno a rendere omaggio a Mandela, dall'indomani mattina dovrebbero prendere quelle idee, quella visione, quella

dirittura, e spanderla ai quattro angoli della terra di cui sono i grandi; perché che diavolo è un gesto senza un intero mondo che ne segue, che cos'è una parola senza muscoli e gambe? E invece no. E invece la terra continuerà ad essere quel luogo di iniquità e ingiustizie che è. E loro, dopo aver reso omaggio "a Madiba" (a Madiba! Ma come si permettono? La confidenza!), continueranno a camminare sulla strada degli accomodamenti e dei compromessi, della politicuccia del galleggiamento, dalle loro poltroncine di velluto. Madiba! Giù le mani. Mi nascondo. Divento sempre più intollerante alle carnevalate planetarie.

184.   Facciamola semplice. Michelangelo oggi è entrato a scuola alle 8.15. Ne è uscito alle 13.15. Ha mangiato e alle 14.30 si è rimesso sui libri. Sono sceso in trattoria alle 18.40 e lui era ancora lì sui libri. Luciana coi capelli ritti in testa. Ieri è stato così. Domani sarà così. Mezz'ora più, mezz'ora meno. Passano le settimane così, i pomeriggi scivolano via in questa tensione sfiancante, ottundente. Ho visto la sua faccia poco fa, la sua espressione, la sua aria. Mi ha fatto una tenerezza! Ha 12 anni. 12, cazzo! La vita attorno a lui turbina meravigliosa, potente. Ma lui è lì, con quella faccia. La testa dolente, rimbombante di mille minuzie, e i meravigliosi sensi deprivati, bloccati, umiliati, avviliti.

Avete bisogno che vi tiri fuori, io, argomentazioni sofisticate, o di tirare fuori, voi, argomentazioni sofisticate, per capire che c'è qualcosa di inequivocabilmente triste, di profondamente sbagliato, di assolutamente insensato in questo?

185.   E tu, mio caro maschio, nella tua intonsa sicurezza, tu, prestami il tuo ascolto un attimo, perchè questo è ciò che ti dico: non importa in quale stato di vigore il tuo essere si trovi, non importa che tu sia giovane o maturo o vecchio, non importa neanche la tua storia fin qui nè la tua disposizione o ciò che desideri o credi, nè la qualità dell'onda sensoriale che lei ti sveglia dentro con un morso: arriverà anche per te quel giorno, il giorno in cui tu starai lì pronto a scalare per l'ennesima volta il paradiso, ma "lui", laggiù, non c'è; lui, dormiente nella sua implacabile sordità e completamente scollegato al tuo volere, ti ha abbandonato. Lì, amico mio, sul ciglio di quel baratro avvilente, tu misurerai il tuo confronto con gli dei venuti a ricordarti quanto e fino a che punto tu sia un essere fallace e imperfetto. Ma tu non lasciare che l'ombra offuschi il tuo cuore, perchè proprio lì, con accanto le porte dell'estasi rimaste desolatamente serrate e il ghigno del dio beffardo sul tuo collo, tu hai una grande opportunità: quella di cessare d'essere semplicemente un maschio, e di diventare finalmente e con invincibile dignità un uomo. Perchè solo allora figlio mio, non prima, e proprio con quel pisello moscio, tu smetterai di essere un maschiettino sbruffoncello, e sarai compiutamente e definitivamente un Uomo.

186.   Davanti a me, in una gelateria, una coppia, solo loro. Si sono presi tutto il loro tempo, risucchiandolo, come se l'universo dovesse inchinarsi alla loro esistenza. Lui raccontava al gelataio che riusciva a mangiare 800 grammi di profitteroles. Con orgoglio. E' quanto di meglio riusciva ad esprimere. Era il massimo che la sua splendida biologia potesse distillare sul piano cosciente. Sono tanti, migliaia, milioni. Il mio problema è che non amo quest'umanità, non

ne ho stima. Hanno buttato via il miracolo, lo splendore, e trascinano un'esistenza evirata di bellezza. I leopardi sono meglio. Le libellule sono meglio. I dinosauri sono meglio. Non riesco ad essere cristiano, a perdonare. Vedo le loro colpe, il loro peccato originale.

187.   Oggi ho letto di una ricerca che attesta definitivamente, con dati scientifici, la dannosità della marijuana. Poi vai a leggere le specifiche della ricerca. L'area dell'amigdala e dell'ippocampo si è ristretta inequivocabilmente in soggetti che hanno fumato regolarmente 5 canne al giorno, per complessivi 20 anni. 5 canne al giorno? 20 anni? Ma certo che 5 canne al giorno ti fanno male! Anche 12 aspirine al giorno; anche 7 piatti di bucatini al giorno, anche 18 ore davanti al computer al giorno, anche vederti 5 film al giorno di seguito, anche 2 chili di sedano al giorno, anche 13 limoni. E per 20 anni! Insomma, è come dire che il vino fa inequivocabilmente male: è stato osservato in soggetti che per 20 anni se ne sono scolati 3 litri al giorno, o che il sesso è dannoso, sperimentato in soggetti che si sono fatti 5 trombate al giorno e 4 pippe. Ma che cazzo di notizia è? Ma chi è che si fuma 5 canne al giorno per 20 anni? Io c'ero, c'ero in un periodo in cui quasi tutti fumavano, ma non mi ricordo nessuno attorno a me che si facesse 5 tostissimi cannoni al giorno. In effetti, a pensarci bene, qualcuno c'era e in effetti un poco fulminato era. Ma non era fulminato perché si faceva 5 canne al giorno; si faceva 5 canne al giorno perché era già fulminato, di suo, e lo sapevano tutti. Il resto, la stragrande maggioranza del resto, erano ragazzi intelligenti che conducevano una vita sensatissima e oggi

sono valentissimi professionisti e padri affettuosi, e hanno pure smesso di farsi le canne. Ma guarda che gli tocca scrivere a uno che neanche fuma, che è già "drogato" di suo! P.S. ma le 5 canne al giorno, gliele forniva lo staff scientifico? Ma quant'era lunga la fila dei volontari?

188.   La incontravo di tanto in tanto, coi suoi vestiti tardo hippy, molti fatti da lei. Lei mangiava bio, vega, ortomolecolare e quella roba lì; poco, perchè questo era "secondo natura". Meditava anche, in riva al mare, all'alba; respirava "Prana". Una vita da chiocciola, rintanata nei suoi princìpi. Discutevamo. Mi rimproverava spesso, su più fronti, la mia rivoluzione a metà. Non la vedevo da un po'. Ora qualcuno mi ha detto che è morta. Tumore, da qualche parte. Qualcosa le si sarà infilato fin dentro la chiocciola. Tipo le esalazioni del più grande polo petrolchimico a nord della città. Le sue cellule, così pure, illibate, l'avranno visto e avranno detto "Madonna! E che è 'sta roba?", rimanendo lì tramortire. Non mi era simpatica, ma mi dispiace, molto. Abbiamo buon senso! (imperativo). Puro, semplice, gioioso buon senso. Basta.

189.   Un'altra guerra all'orizzonte. Crimea (incredibile, mi sa di libro di storia delle medie). E io rilevo una cosa, come è successo per altre guerre: lì dentro di me, in una delle stanze del mio Io/albergo, in un angolo remoto, un corridoio secondario, c'è una parte di me, una, che quasi spera che il conflitto si accenda. Cosa vuole? Vuol stare lì a godersi lo spettacolo? Vuol vedere i boati, la distruzione, la misurazione dei rapporti di forza come fossimo su Risiko, in

un film, in un cartone? Cosa incarna? Le altre mie parti, tutte le altre mie parti, non lo faranno uscire mai, gli mettono le catene, lo sommergono di ragioni e improperi e stigmatizzazioni implacabili; stanno altrove loro, in una regione più evoluta senza dubbio, e quella "presenza" è motivo di vergogna profonda. Ma io, io, osservo stupefatto quel barbaro, gli occhi miei severi nei suoi iniettati di sangue, e penso che non sapere che lui è lì, negarne l'abisso oscuro che ha nel cuore, sarebbe peggio che riconoscerlo e accettarlo.

E' l'unico modo per far sì che non nuoccia a nessuno, neanche a se stesso.

E' l'unico modo per trasformarlo in qualcos'altro.

190.   Attaccare etichette, classificare per stereotipi, giudicare: sono scorciatoie cognitive! Guardare attentamente e comprendere -l'unicità, la specificità dell'altro, il suo mondo, le sue ragioni e gli impulsi del cuore- comporta un sforzo notevole. Questo sforzo è per alcuni un piacere, l'essenza stessa dell'umanità. Per altri, per moltissimi altri, è solo una zona opaca da cui fuggire, nel rifugio di una piccola minuscola barricata identità, che si ha il terrore di perdere.

191.   Ho un bel rapporto con le "parolacce", sono felice che esistano. Le trovo schiette, pulite, dirette, limpide, semanticamente dense. Spesso sono nude e agili come mai altre forme più leccate o eleganti possono essere. Il problema nasce quando puoi usare solo quelle, ma se sei in grado di sceglierle rappresentano un'espansione

comunicativa per me irrinunciabile. Non ho mai capito il prurito e l'inalberamento degli adulti - che le usano, spesso per miseria lessicale- a fronte del loro uso da parte dei ragazzi. Le useranno comunque, e a quel punto le possibilità di esserne dominati, anziché dominarle, aumenteranno. Le parolacce sono una forma espressiva, letteraria e umana, straordinaria.

192.   Ne sono esistiti altri, molti altri, ma il principale fu Apollonio di Tiana, vissuto una manciata d'anni dopo Cristo ma che, come lui, operò miracoli, predicazioni, guarigioni, bilocazioni, chiaroveggenza, telepatia e infine resurrezione, con immenso carisma e integrità spirituale, grandissimo seguito e vasta risonanza. Gesù non nacque il 25 dicembre, giorno che molti culti ritenevano il momento in cui la notte cominciava ad accorciarsi e dunque oggetto di feste dalla grande valenza simbolica (dopo la lenta discesa sull'orizzonte e 3 giorni di stasi, il sole, il 25, torna a puntare al nord, a risalire, a…resuscitare?), ma facendolo nascere quel giorno si integravano molte diverse forze alla causa, (anche Mitra, Horus, Krishna, Dioniso, erano nati il 25 dicembre, e tutti da una vergine), e con tutta probabilità non nacque neanche il giorno in cui nacque, ma circa 6 anni prima di se stesso (saremmo quindi nel 2019 adesso). Non ha mai maledetto una pianta di fico; se l'avesse fatto, concedetemi, apparirebbe molto come un gesto inquietantemente sconclusionato; invece è solo uno stupidissimo errore di traduzione (quanti altri?). Molte tradizioni filosofiche contemporanee a Gesù, e principalmente lo stoicismo (ma anche il platonismo) erano fondate su valori simili a quelle del cristianesimo, senza però in mezzo il Dio degli ebrei rivisitato. Molti culti

misterici (di Demetra, di Mitra –che era indoiranico-di Iside –che era egizio- quelli Orfici –che erano greci) presentavano un percorso per la vita eterna che contemplava una purezza e una prassi molto simili a quelli cristiani: fu tutto centrifugato e assorbito nella nuova religione nascente. Pilato non si lavò mai le mani, è un gesto che un romano non avrebbe mai compiuto, è invece un gesto prettamente giudaico. Costantino, campione della cristianità universale e promotore del concilio di Nicea (325 d.c.) in cui si decise quali documenti ammettere nel canone della chiesa e quali no, massacrò tutta una serie di parenti, tra cui moglie e figlio: la ragion di stato lo voleva, e i 9 milioni di cristiani che dovevano essere ricondotti all'impero (Teodosio, che completò la sua opera, ed è oggi santo, ne massacrò di botto 7.000 con l'inganno).

Sono solo alcune, tra le più macroscopiche, tra le più banalmente evidenti, tessere che compongono un puzzle che è infinitamente più complesso di quello che voi amici cattolico-cristiani raccontate adesso ai milioni. Il cristianesimo della chiesa e la raffigurazione di Cristo sono una costruzione secolare al servizio dell'impero romano in cui furono fatti convergere centinaia di elementi dalla più diversa provenienza e qualità simbolica e rituale. Non la storiella che sta sui libri di religione o della catechesi. Si possono fare anche molte cose buone in nome di quella storiella e c'è sempre il vostro buon cuore a scegliersi il Cristo che più risuona in voi, ma, per favore, in suo nome, non spacciatemi alcuna universalità. Soprattutto non ditemi ciò che è giusto o ciò che devo o non devo fare. Gesù Cristo mi è molto simpatico, mi incuriosisce. Credo sia stato un personaggio straordinario. Vorrei poter guardarlo, lì tra i molti fumi secolari, con occhio sereno. Un abbraccio.

193.   Quest'idea che ciò che chiamiamo morale o etica venga da un investimento dell'intelletto che crea un'architettura di norme razionali. è misera come una spruzzata di luce di abatjour a fronte della magnificenza di un'aurora boreale. Il senso della mutualità e della cooperazione è instillata profondamente già nelle vostre cellule, è la struttura stessa della vostra biologia. La solidarietà, il sostegno e l'empatia sono la norma istintuale tra tutte le creature del regno animale, ormai ampiamente documentata. E' la vita in sé ad essere profondamente etica, morale -che non vuol dire che contempli voi e i vostri bisogni come centro dell'universo. Qualsiasi gorilla o bonobo o balenottera o zebra o bufalo vive all'interno di un sistema di regole di convivenza solidale che ha nella cooperazione il cardine centrale, cooperazione che, è stato osservato, spesso travalica persino l'appartenenza di specie. Più questa linfa vitale -del tutto biologica- viene normata, irrigidita, imbalsamata e imposta come sistema freddo, razionale, intellettivo, concettuale, attraverso codici istituzionalizzati, attraverso strutture religiose, più si dissecca e perde la capacità di produrre il bene. La quantità di norme e di "tavole della legge" in un gruppo umano –le cui degradazioni ultime sono i regimi totalitari e gli estremismi religiosi- non esprime la sua conquistata capacità di guardare al bene, ma la misura dell'incapacità di farlo scaturire naturalmente dal centro del proprio essere, e la definitiva distanza dallo stesso. A quel punto il processo è vizioso: si avrà bisogno -e si giustificheranno- altre norme, altri codici, altre liturgie e altre procedure di controllo per arginare una deriva che è

effetto, ma che è spacciata per causa. A quel punto l'individuo -con il suo splendore, con la magnificenza della sua natura- è perso, e la sovrastruttura impone gigantesca la sua arida supremazia in una vita deprivata di slancio, immiserita.

194.   Poche cose trovo più mortalmente noiose delle sortite di certi grand'uomini e donne che, rimarcando con inequivocabili toni ed espressioni quanto loro abbiano volato alto sulla barbarie della banalità, ti annunciano che loro no, tsz, non hanno più la tv in casa e che i loro figli purissimi no, niente più tv, e che soprattutto loro, loro no, tsz, non hanno mai permesso ai loro bambini di giocare alla Play Station, quest'orribile strumento d'alienazione. E internet? Oh, solo per ricerche e nutrimento culturale.

Signore pietà (Signore pietà). Cristo pietà (Cristo pietà). Signore pietà (Signore pietà).

195.   Io non sostengo la superiorità del biologico sulla cultura. Io sostengo, accanto alla biologia, una crescita che più che normativa - esterna, eterodiretta, codificata, rigida, che ti dice quale visione devi avere e quali regole devi seguire per evitare la sempre ventilata catastrofe- , deve essere culturale. La crescita culturale non è l'affastellamento di nozioni e concetti e libri e passi letterari e collezioni di film/teatri/balletti/mostre; è il potenziamento della proprie capacità di elaborazione simbolica delle cose del mondo; autonoma, vitale, mobile, sgorgante dal di dentro, dalla propria curiosità, meraviglia, movimento corporeo, spirito critico, pensiero aperto, sensorialità spalancata, che

quell'affastellamento deve semmai servire, con funzione ancillare. Tale crescita culturale è per me un'evoluzione del biologico, del corporeo e delle sue manifestazioni, non la sua elisione. Se è elisione allora diventa alienazione dalle forze più straordinarie dell'esistenza. In Italia –anche altrove- ma soprattutto in Italia, tale crescita è non solo del tutto normativa ma anche assolutamente scissa dal corpo e impronta del tutto l'approccio didattico nelle nostre scuole. A cui resiste, in torsione, la naturale attitudine vitale dei ragazzi. Fino a che questa non è del tutto piegata, e infine spezzata.

196.   Vai a Singapore? Che ci vai a fare?

- Per lavoro
- Wow! (occhi luminosi, ammirati).
- Vai a Londra, Che ci vai a fare? Vai per lavoro?
-No, a non fare un cazzo per 4 giorni, per le vie della città e il naso in su.
-Ah! (tiepido, con sufficienza).

Questa cosa mi fa impazzire. Questa mistica dell'impegno professionale, che nobilita esperienze o le svuota di enfasi. Misura quanto "il lavoro", al di la del reddito e della necessità di procurarselo, sia anche implicitamente posto al centro dell'esperienza umana, esistenziale, metro di misura e di valore d'un uomo (e oggi, sempre più, anche d'una donna). Non la felicità, non la pienezza. Il lavoro. 8 ore di lavoro o più, dove, nella stragrande maggioranza dei casi e per la maggior parte delle persone, stai lavorando agli obiettivi di qualcun altro. Ciò che mi colpisce è come anche in questo caso il lavoro è lì, al centro dell'altare, e i suoi adepti non sfuggono al fascino perverso della sua catena simbolica (perché quella materiale, la capisco).

Adoro chi riconosce questo. Adoro chi si allontana dall'altare. E lavora per lavorare. E poi sogna di andare a Londra o a Singapore o in campagna a non fare nulla. E a disporre totalmente del suo tempo e del suo sguardo. Come diceva il vecchio Buk: "sono stato un uomo libero quando ho potuto decidere quando cazzo alzarmi dal letto e dove cazzo andare e cosa fare appena alzato".

Forse sono solo un codardo. E ci saranno certamente persone che costruiscono un sogno che coincide con se stessi -loro sì, oh certo, loro sì, va bene-. Ma so esattamente di cosa parla il vecchio Buk. In ogni caso, caro Hank, mai allontanarsi da se stessi. Mai. Perchè altrimenti hai venduto il tuo cuore. E bisogna riscattarlo, a tutti i costi. La tua vita è lì.   Tutta   lì.

197.   E' successo di nuovo, in coaching. D'una persona disperata per l'omosessualità dichiarata dal figlio. Mhhh. Vengono spesso in trattoria. Coppie gay. Io li guardo. Vedo le figure, l'abbigliamento, la qualità dello sguardo, ascolto le parole, ne osservo le interazioni, le movenze. Parliamo, chiacchieriamo E tutto quello che vedo, spesso, è bellezza. Sono belli. Quando le credenze negano e occultano la bellezza, sono le credenze che vanno cambiate, non la bellezza. La bellezza, in ogni sua forma, guida il cuore segreto. La bellezza è la dea. Guardarla, con amore, in un figlio, è tutto ciò che può ridare splendore ad un padre. E' tutto ciò che è "naturale". Il resto è uno stupido contorno.

198.　Ora c'è questa moda del tango in cui si sono buttati a milioni. Li osservo mentre ballano, coi muscoli rigidi, il volto compunto e serio, nello sforzo grottesco di scimmiottare meravigliose e sensuali geometrie che non riescono mai neanche a lambire e che lascia emergere solo la goffaggine, la sconsolante alterità di chi ha buttato al vento la sua semplicità per un malinteso culturale. Mi pare barcollino a quattro zampe, invece di camminare.

199.　No, davvero, ma l'avete letta bene, nella Bibbia, la storia del "padre dei popoli", patriarca delle tre principali religioni monoteistiche? L'avete letto bene quello che è capace di fare questa figura? E non dico solo del figlio (storia desolante), ma anche -quando arriva in Egitto- della moglie "occultata", della schiava amante e del figliastro cacciati seduta stante con una pagnotta e un otre d'acqua, a convenienza? No dico, ma io sono senza parole! Ora, mi potete dire: "ma va contestualizzato al periodo storico, a quella cultura di appartenenza". Ah sì? Ma come cavolo si può pensare allora di fondare qualunque cosa, oggi, su questo libro contestualizzato? Bel libro, affascinante libro di storie. Terribili. E quella di Abramo è una delle più terribili e per me inaccettabili. Con buona pace persino di Kierkegaard e delle sue sofisticherie euristiche. No. Mi spiace, grazie, no! La vita è così bella!

200.　Ti viene il sospetto che la fantasia al potere sia stato slogan tragicamente attuato in Italia negli ultimi trent'anni.

A me, per favore, liberatemi dai dandy dello spirito e dai liberi interpreti del progressismo politico. Preferisco la bieca focalizzazione del saldatore sul pezzo all'esangue slancio del burocrate della fantasia di turno. Voglio regole e responsabilità personale e voglio le sanguisughe di ogni genere inchiodate sulla croce. Neutralizzate.

201.   Straordinari quelli che fanno i compleanni e sono rammaricati del tempo che è passato, che vola, e "oh, mio dio!". Non gioiscono, no, non onorano la vita in loro, il miracolo che si perpetua; sono costernati, offesi. Non contemplano, gli stupidi, la semplice constatazione che l'alternativa sarebbe stata il disfacimento organico nel buio pesto.

202.   Viviamo di rendita, come parassiti nella storia! Davvero, incredibile, viviamo, qui in Italia, del lascito architettonico delle generazioni passate, ognuna della quale ha lasciato la sua scia di bellezza sulla stratificazione. E ora ci siamo noi e non stiamo lasciando nulla, nulla di nulla, se non inconsistenza e bruttura, riempiendoci la bocca di una bellezza che non ci appartiene, che appartiene ai morti. Nessuna contemporaneità, nessun segno, se non lo straziante canto dei mediocri pavoneggiantisi in splendidi drappi rapinati.

203.   Lasciamo perdere il piano politico e andiamo oltre quello dei contenuti. Su quello puramente biologico, in un momento in cui è richiesta grande sensibilità umana, fine capacità di tessere orditi di equilibrio sulle turbolenze d'una conflittualità distruttiva e un'attitudine alla cura degli

aspetti relazionali e delle reti di rapporti -aspetti su cui le neuroscienze ci dicono la mente femminile vola più alto- 10 saggi a cavarci fuori dai guai, senza neanche una donna, la dicono lunga sul cazzo di punto in cui ancora siamo. 10 saggi. E neanche una saggia. Ma va là! Altro che trasformare la biologia in cultura. Qui soffochiamo la finezza biologico-evoluzionistica con la più bieca, ottusa, cultura del predominio del maschio col suo dio cazzotestosteronico! Ma va la! 10 maschi! Ancora! E' pazzesco! Altro che pdpdlgrillieccavallette! Qui siamo ancora al paleolitico superiore!

204.   Poche cose sono tristi e patetiche più di questi ominicchi che hanno sudato mesi di palestra per costruire orribili protuberanze muscolari e adesso ciondolano sulla battigia aspettando fintosbadati che uno sguardo femminile si posi su di loro. Miserrima immagine.

205.   Mi fa smuovere i nervi. La voce degli odierni commentatori delle partite di calcio. Mi capita che ho il telegiornale acceso e io sia per casa; a un certo punto -arriva il servizio sportivo- sento queste voci da ragazzini esaltati e poi il tono che si alza, si fa più acuto -è un'acutezza imberbe, piatta, del tutto liscia- e poi esplode in una sorta di parossistico orgasmo sonoro al gol di qualcuno, che mi viene di correre lì e dirgli: "ma che cazzo strilli, deficiente?". Il calcio mi deprime. Il calcio nelle sue ramificazioni nel costume e nella vita sociale mi deprime. Il calcio iperbusinissizzato odierno mi deprime!

206.   Ha una foto appesa dietro, bambino, con suo padre che faceva la stessa cosa, 1950. Vende nuccidda miricana, e calia, e simenza, da allora. Io ci vado a prendermi le fave secche, scambiamo due battute, ma stasera, stasera aveva voglia di parlare. Era incazzato. 50 anni di lavoro e di contributi e poi gli dissero che si erano persi, tra un ufficio e un altro, tra un trasferimento e un altro. "Noi paghiamo solo quello che ci risulta". Qualcuno gli disse che i suoi contributi erano probabilmente stati venduti, assegnati a chissà chi. 30.000 euro se voleva un'integrazione di pensione. Gli ho detto che qualcosa di simile era accaduta anche a mio padre. 500 euro, anche lui. "Ah, si iucaru macari a iddu". Si, anche a lui si sono giocati. Mi dia fave secche, prego, per i suoi prossimi vent'anni. Prego. Lo Stato è il perfezionamento e l'incarnazione dell'etica. Hegel. Sta gran coppola di minchia.

207.   Continuano ad arrivarmi proposte di corsi, sviluppo di abilità, aggiornamenti per accreditamento, promesse di espansioni professionali, una corsa di carriera certificata dai crismi dell'ufficialità. Posso starmene da solo, in silenzio, a leggermi il mio Nietzsche? A studiarmi Montaigne? A godermi Wittgenstein e Cioran, e Bukowski e Celine? O a guardarmi le nuvole in aria? Ma voi, tutti voi, queste cose no, eh? Voi, master formatori e coach, Ibsen e Strindberg no, vero? Ma posso mandarvi tutti a cacare, voi e le vostre abilità certificate? Mi fate venire solo voglia, sempre più voglia, di fare il ristoratore felice e dimentico.

208.   Ma che palle tutti questi messaggi di gente che ti dice che tu sei unico, irripetibile, straordinario e poi ti devono

vendere i loro pezzi unici per gente unica e irripetibile. Aho' senti, se vuoi fare appello alla mia unicità -che esiste anche senza bisogno del tuo certificato verbale- fallo, e soprattutto non cercare di vendermi un cazzo. Se no dimmi così: "guarda, faccio delle cose e le vendo, guadagnandoci. Campo così. Ci credo pure e mi pare roba buona: che, ti interessa vederne una?". E' più bello, più unico, e soprattutto scassa meno le patate.

209.   Il professore –pur bravo, pur ispirante- ha sedotto le allieve. Oh, quale orrore etico! L'esperta alla radio dice che ciò è un abominio perché lui ha approfittato di una relazione di potere asimmetrica, da maschio alfa dominante, e che un giorno, queste ragazze si guarderanno indietro e saranno profondamente vergognate di ciò che hanno fatto. Ma guarda tu un po'! Si vergogneranno perché si sono scopate il professore. No perché, per esempio, io a 18 anni non mi vergognerei mica di essermi "fatta" una professoressa, tanto più se ne avessi pure ricavato dei vantaggi. Mi hanno arrecato molti più danni certe figure di deficienti che mi ritrovavo lassù in cattedra senza darmi niente neanche sul piano dei contenuti. Quanto all'asimmetria della relazione, ma vedi tu, ciccio, ci sono milioni di relazioni tra adulti che sono basate sull'asimmetria e sul predominio fisico, psicologico, economico, decisionale, dell'uno/a, cui corrisponde una sudditanza dell'altro/a; relazioni che creano sofferenza, violenza e molto spesso sangue e morte. Quindi scusatemi se nel cercare delle priorità etiche e degli abomini e degli ambiti su cui intervenire con sdegno il mio occhio va da tutt'altre parti. Anche perché qui mi sembra vi siano a tirare le fila tutta una serie di presupposti giganteschi che a me

puzzano come uno zombie pietosamente incipriato. Il primo
è che il sesso continua ad essere culturalmente una roba che
fa venire l'orticaria a molti, e che su esso viene posto
un'enfasi morale che gli toglie tutta la sua flessibile -e
potentissima- naturalezza e gli mette addosso una corazza
di acciaio rugginoso. Io mi vergogno di aver fatto sesso solo
se lo carico di una valenza discriminatoria della mia
identità. Non mi vergogno di essere andato al cinema ed
essermi spaccato le palle per due ore con un film deficiente,
ma dovrei vergognarmi di aver fatto sesso per 18 minuti con
uno di cui alla fine non mi fregava poi tanto. Perché? Ve lo
dico io perché: perché ha dilapidato un po' della mia
purezza; cioè la purezza, la qualità rapportata nell'umano al
gioco del corpo, che deve essere limitato, perché consuma,
consuma la stessa purezza; non l'arricchisce, la fa crescere;
no, la consuma! Scusate se ci leggo dietro la santificazione
della verginità e della castità, scusate, sono malpensante.
Scusate perché a me invece "il gioco erotico del corpo" mi
pare non sporchi mai, se non dove c'è sopraffazione. E qui
invece la sopraffazione c'è stata, vero? E' così? La
diciassettenne è stata sopraffatta dall'autorevole docente che
l'ha affascinata con le sue lezioni. Miei cari, ma allora
Socrate, Platone e compagnia bella erano dei volgari
stupratori, potevate dirmelo prima, invece di dipingermeli
come dei campioni dello spirito -e io che ci avevo pure
creduto! Il punto sapete qual è? Che erano greci, e sull'Eros
avevano delle loro idee, molto diverse da voi oggi qui che
agitate il vostro elevatissimo sdegno; e voi potete santificarli
adesso solo in virtù di una scissione percettiva che ha dello
schizofrenico. Certo, erano minorenni le nostre fanciulle;
avevano 17 anni, quindi sono state illegalmente sedotte. Se
ne avessero avuto 18 sarebbero state legalmente sedotte.

Cioè, il giorno prima l'altro è un committore d'abominio. Poi tu fai il compleanno e il giorno dopo tu non lo sei più? Sentite, ma non è che queste ragazze hanno scelto? Hanno semplicemente scelto? E hanno scelto di portarsi a letto uno che piaceva loro, con cui il rapporto erotico aveva un sapore appetibilissimo, e a voi, questa cosa, proprio non vi va giù, soprattutto perché erano femmine? Perché sapete, fossero stati maschi che sceglievano di scoparsi la professoressa, scommettiamo che la polvere sollevata nel vostro candido cuore sarebbe stata molto meno fitta? Anzi, che quasi uno sguardo di compiacente ammiccamento segreto vi avrebbe tentato da qualche angolo oscuro dell'anima? Cioè, non è che state facendo una fondamentale discriminazione che vede la donna, ancora, come l'angelo della purezza da proteggere e il maschietto come l'esploratore furbetto. E, chicca finale, l'esperta dice che certo, il maschio è così, c'ha il testosterone tentatore, pensa al sesso 40 volte al giorno; per questo un 17enne sedotto è più "normale" e "naturale" di una 17enne sedotta; perché lei invece ha estrogeni e progesterone che non danno quest'invincibile potenza predatoria. Non la sfiora, all'esperta, l'idea che dunque, proprio perché la chimica non è così potente, così cogente, nelle ragazze, allora vuol dire che la decisione di portarsi a letto il fascinoso e stimolante insegnante è una scelta doppiamente ponderata, razionale, voluta. Allora la chiudo qui va. Cos'è, è illegale ciò che quel professore ha fatto? Bene, mal per lui, se lo è applicate la legge, ma risparmiatemi le implicazioni moraleggiante e i giudizi edificanti, perché ne sento la puzza a distanza di chilometri. Voglio forse giustificare ogni docente che cerca di portarsi a letto le alunne? Ma va là, facciamo che vi accredito la fiducia dell'intelligenza del non pensarlo. Ho avuto decine di volte, in aula, ragazze d'ogni età ammiccanti e ho sempre fatto la scelta dell'evitamento. L'avrei fatta al cubo se fossi stato docente di scuola superiore. Voglio dire questo: ho una bambina di 7 anni; è molto sveglia e decisa, e molto libera, pur con molta responsabilità. Sta imparando a dare priorità alle cose e a scegliere certi valori; tre mi sono particolarmente cari: apertura mentale, meraviglia, rispetto, per l'altro e per se stessa. E' tosta già adesso. Posso solo immaginare quanto lo sarà a 17 anni. E non dovrà venire a dire a me chi decide di portarsi a letto, ma immagino che chiunque sia dovrà rispondere a criteri di qualità molto elevati, fossero solo anche fisici, così, per gioco. Quanto ai professori e alle relazioni dannose. Rispetto ai primi, che si badi che chi sta lassù sia di una qualche ispirazione per chi sta giù; che apra la via alla curiosità e alla ricchezza; al rispetto anche, certo, sul quale abbiamo forse idee leggermente diverse. Rispetto alle seconde, beh, allora prendete quella lente e puntatela sulla vita quotidiana, ordinaria, di milioni di relazioni: lì stanno le tragedie vere; lì sta l'emergenza che crea mostri e vittime. Lì sta l'area di intervento che lasciata a se stessa genera guerra. Non mi contate cazzate! E che Eros, Platone e Nabokov vi benedicano!

210.   Ho sempre ammirato il disertore. Ho sempre tifato per lui. L'ho sentito vicino al mio cuore, al mio gesto. Ho sempre onorato in lui la fuga selvatica e la scelta di se stesso. Il disertore ha sempre l'occhio rivolto all'esterno, verso il vento. I disertori sono puniti con la morte perchè instillano il veleno dell'anarchia e della responsabilità personale laddove è richiesto allineamento e obbedienza. Il disertore è letale ai regimi e alle guerre, di qualunque bandiera; nessun

regime o guerra sono possibili col disertore. Non ci si può fidare di lui; nel momento in cui gli si vuol imporre una fede, un'appartenenza definitiva, un credo assoluto, diventa l'ombra che striscia furtiva. Diventa infido. Diventa l'eretico. Diventa il transfuga. Il disertore è pieno d'amore e di passione: fa passare la vita prima d'ogni sacro principio, prima d'ogni cosa. Lui è il soldato della meraviglia. Lui è il servo della libertà. Lui è il vassallo della mente critica. Lui sceglie l'uomo. Il disertore è pazzo, perchè non sta nei ranghi. Il disertore è l'individuo, e l'individuo non lo riduci a una formula. Mai.

211.   La mia esperienza nel coaching (e non solo) mi dice questo:

siete tristi, ma dite che siete depressi
siete malinconici, ma dite che siete depressi
avete un po' di mestizia, ma dite che siete depressi
siete scoraggiati, ma dite che siete depressi
siete disillusi, ma dite che siete depressi
siete tediati, ma dite che siete depressi
siete stanchi, stanchissimi, ma dite che siete depressi
siete addolorati, ma dite che siete depressi
siete cupi e ombrosi, ma dite che siete depressi
vi sentite oppressi, ma dite che siete depressi
siete annoiati, ma dite che siete depressi

Ma la piantate? Non avete problemi esistenziali, avete problemi di italiano! Usate le sfumature linguistiche, date il giusto nome ai vostri stati emotivi. La depressione è altro, è un'altra cosa, è un'altra roba. Non c'entra un cazzo con la malinconia, la mestizia, la noia, il dolore, il tedio, lo scoraggiamento, l'oppressione, la stanchezza. Accogliete queste emozioni, date loro dignità, ascoltate cosa hanno da dirvi.   E   poi   agite!   Cazzo! Il prossimo che mi dice che è depresso, quando non lo è (cioè una volta sì e l'altra sempre), lo mando a calci in culo da uno psichiatra. Non so se sarete più felici dopo. Lo sarà certamente qualcuna delle stronze case farmaceutiche che sulla vostra anoressia linguistica ci marciano alla grande.

212.   Maddalena va al catechismo. Ci va perché è una sua scelta. Ieri sera, dopo averla presa, le ho chiesto di che avessero parlato. Di Abramo, mi ha detto, e di Isacco. Mi ha raccontato la storia che sapevo già e ne abbiamo parlato. "Tu lo sai, vero, che papà non ti ucciderebbe per nessuna ragione al mondo?". Mi ha guardato con un sorriso improntato a stupore, come a dire che diavolo dici, certo che lo so, ma io ho capito che con quel pensiero, comunque, in quell'ultima ora ci aveva fatto i conti. "Che non lo so che i papà non uccidono i figli?", ha aggiunto per rassicurarmi ulteriormente. "Beh, amore, hai appena ascoltato una storia in cui uno stava per farlo". "Sì, ma poi non l'ha fatto, l'angelo glielo ha impedito". "Sì ma lui era disposto a farlo". "Ma certo, un papà se arriva a fare una cosa del genere è perché un motivo c'è". "Un motivo? E quale motivo può mai giustificare una cosa del genere?". "Dio, qui glielo aveva detto dio", mi ha detto misurando un tono addosso a una cosa che mi pareva dovesse apparire enorme anche a se stessa. Mi sono fermato. L'ho fermata, con la sua amichetta che era con noi e ascoltava. Mi sono abbassato alla sua altezza guardandola negli occhi. "Ascolta amore mio: nessun motivo! Nessuno! Nessun motivo al mondo. Meno che mai dio. Che se un dio dovesse osare di apparire e dirmi

di ucciderti per mostrare la mia fedeltà a lui, ma sai i calci nel sedere da dove si sentirebbero?". L'ho abbracciata. Abbiamo riso. Ci abbiamo fatto su qualche altra battuta. Poi abbiamo cambiato discorso.

Ora, ditemi voi. La bibbia è piena di episodi del genere, dove si resta basiti e increduli. E lo stesso vale per il corano. Parole di Dio, entrambi. Rivelate nell'uno, dettate nell'altro. Io lo lessi, il corano, intorno ai 25 anni, perché ero curioso, e ne trassi la stessa impressione di cui qui vi sto parlando: c'era questo dio, lì come qui, che ti faceva accapponare la pelle, ti faceva cadere le braccia: come lo chiamate voi uno che per dimostrargli la fede e l'obbedienza cieca vi intima di uccidere vostro figlio? No, perché io un nome per uno così ce l'avrei; in Sicilia ne abbiamo parecchi, e non arrivano neanche a chiedere tanto. Cos'è che dite? Che avrei potuto spiegare, a me stesso e a Maddalena, che sì, però, sai, quell'episodio va letto in un contesto, in una tradizione, in un certo modo, come in una metafora, e quella roba lì? Oh, guardate, a volte sento e leggo di certe robe, che hanno a che fare con l'esegesi, di una complicazione e una raffinatezza concettuale, dette da certi testoni con un carico di erudizione tale da lasciarti davvero senza fiato. Stupefatto. Devono far tenere in piedi qualcosa che si ammoscia da tutti i lati, devono tutelare una sacralità, un carattere divino. Che quel carattere divino resti, nonostante tutto. E a sostegno di ciò vengono messe in campo le prospettive più diverse, le più sofisticate, le più complesse, che cozzano però con quella che a una sensibilità moderna, e persino allo stesso buon senso, appare come la più lampante delle evidenze: come può dio essere così? In questa corrente tumultuosa però a me, già da un po' d'anni, un giorno, è venuta a sostegno una figura. M'è apparso un frate francescano inglese del XIV secolo, tale Guglielmo di Occan, col suo illuminante principio, tagliente come un rasoio, detto per l'appunto "rasoio di Occam". Il principio dice di "non moltiplicare gli elementi più di quanto sia necessario", perché "a parità di fattori la spiegazione più semplice è da preferire". Come dire, è lì la cosa, sotto la montagna di elucubrazioni che ci stai costruendo addosso. Questo dice Occan. E io dico: qual è qui, con riferimento alla bibbia e al corano la spiegazione più semplice? Quella più pulita, quella che rende al meglio conto di ciò che appaiono assurdità quando si pensi al dio di quei libri e di quelli che entrambi ha ispirato, quelli della tradizione ebraica? Ma che, semplicemente, quella non è roba che viene da dio; quella è roba che viene dagli uomini! E da uomini appartenenti a un certo momento storico, a una certa latitudine geografica, a una certa cultura. Insomma, storie create da uomini che parlano d'un dio come visto e sentito da quegli uomini. Ed elaborate da altri uomini dopo di loro. Insomma, quei libri saranno pure libri "sacri" a chi li vuol seguire, ma non sono libri "di dio". E' così difficile? E' così drammatico? E' così traumatico? E la cosa pazzesca per me è considerare quanto invece essi siano posti a fondamento di visioni e azioni che ancora adesso dettano leggi e condizioni a milioni, a miliardi di persone. Adesso. La visione parzialissima di popoli ed epoche vecchie di millenni che pretendono dalla loro prospettiva culturale di dire cosa è dio alla gente di oggi, in un mondo profondamente mutato. E che da ciò fanno derivare un sentire e un agire attraverso la religione, che è oltretutto il risultato di un processo di costruzione pieno di mille rimaneggiamenti e mediazioni; di potere, prima ancora che culturali. In questo bibbia e corano sono identici. Ma con una differenza: che l'occidente ha nel frattempo elaborato altri strumenti culturali che hanno interagito con quei libri e hanno permesso la nascita della sensibilità moderna. Noi abbiamo avuto l'Umanesimo e l'Illuminismo. L'islam no. Ora, posso dire che buona parte dei guai dell'umanità derivano da tale gigantesco scivolamento cognitivo? Che i frutti delle religioni monoteistiche sono avvelenati da tale presupposto, ovvero che ciascuna pensa di parlare per dio e in nome di dio? Quale dio? Che c'entra dio? Ma davvero, quel dio che lì è descritto? Quel dio figlio di d'un mondo del quale non c'è più traccia, un mondo arcaico, un mondo di obbedienza e servitù, un mondo dove la conoscenza è fede e superstizione?

Io sono un laico. Io sono un laico che sente dentro forte il mistero della spiritualità, dell'esser parte d'un mistero più grande, forse d'una intelligenza più sottile e diffusa. Potreste anche chiamarlo dio. Ma non è, non può essere "quel" dio. Io sono un laico che pone a fondamento dell'uomo principi che vengono dall'uomo e che contemplano i valori dell'integrazione, del rispetto, della conoscenza, dell'ascolto, della differenza, dell'evoluzione congiunta. Questo vuol dire che disprezzo la bibbia, il corano? No. Sono, possono essere libri splendidi; raccontano storie che parlano d'un sentire di uomini verso ciò che hanno visto e sentito come dio. Sono storie di uomini. Ognuno di noi ha le sue. Basta che non si dica che sono storie di dio. Di Dio. Ne derivano un mare di guai. Il re è nudo. Dio è nudo. E' ora di passare dall'infanzia all'essere adulti. Portandosi dietro la meraviglia dell'essere bambini. Ma adulti. Con la responsabilità del proprio destino portato con meraviglia, intelligenza e leggerezza

sulle proprie spalle. Inventando magari un nuovo linguaggio per la spiritualità, nuove parole, nuovi occhi e nuove storie per "dio"
Il punto non è se sei Charlie o non sei Charlie. Il punto è che sei figlio di una meravigliosa modernità. Falla crescere! Facciamola crescere!

213.   Nessuno tocchi Caino. Ma due calci in culo, da parte di Abele morto ammazzato, glieli posso dare?

214.   Odio i test di intelligenza. L'unica cosa che misurano è la stupidità di credere che l'intelligenza sia quella cosa lì.

215.   Sei tu il tuo test di intelligenza. Il risultato, sbattuto sotto i tuoi occhi ogni singolo secondo, è la tua stessa vita.

ARGENTO

216. Non è la realtà quella che abbiamo intorno. E' solo il nostro sogno così come l'abbiamo sognato.

217. Una figura nella bruma è tutto quello che siamo. Uno splendido arabesco di rugiada dove il sole muove la sua danza.

218. Stato umorale bruno, autunnale. Me ne sto assorto e guardo. Barbagli sulfurei nelle mie sinapsi. Melanconia. Eppure stati così mi danno uno sguardo più fermo sul teatrino. Divento intollerante. Al teatrino, alle finzioni, alle bugie istituzionalizzate, ai falsi sorrisi. Me ne sto affilato, pericoloso, sveglio. Come scrisse Bukowski sulla sua pietra tombale: "Non ci provare!".

219. Intera giornata in trattoria, con ospiti bellissimi, quasi tutti inglesi e americani. La mia famiglia andata a casa della nonna, che è sola, perché il nonno è partito. Tutti andati via. Io rimango stanotte qui, proprio qui. Di là c'è il lettino. C'è un silenzio meraviglioso, dopo il trambusto. I quadri mi guardano. Tutto tace e si esalta, in ogni singolo dettaglio. Ho Shakespeare con me, apposta per me e la mia serata speciale. Io e Amleto. Magia pura. Ho nostalgia. Ho un'immensa, struggente, dolcissima nostalgia per il mio grande amore: la letteratura. Io voglio tornare a lei. Io devo tornare a lei. Stasera, qui, da solo, col ronzio irreale dei

frigo, tutto questo risuona d'una verità lampante. E vero, mio splendido, tormentato principe?

220.   E' incredibile come ogni singolo secondo è un abilissimo nascondimento della più lampante delle evidenze. Ma ci sono giorni in cui mi pare di sentire vivido il non mentire delle cose. Il loro nome.

221.   La spiaggetta sotto casa, qui in Ortigia, è piena di frammenti di lastre di marmo. Non arrivano dal mare. Sono li forse dalla Siracusa greca, romana, bizantina? Era lo stesso sole, allora, di questo, oggi eclissato, che splende misterioso. E questa pietra, lo vide, lo stesso sole mesozoico. E tutto questo ha dato appuntamento a me, ora, qui? Ci incontreremo ancora, fra 30.000 anni, quando sarò nient'altro che un pezzo di quel marmo, un frammento rappreso in quella pietra, un raggio verde che da quel sole verrà a posarsi, ancora, su le ginocchia morbide del mondo.

222.   Oggi mi sono comprato un pennello da barba. Da oggi mi farò la barba col pennello e la schiuma in tubetto. Come mio padre. Come i veri uomini. Mi lascerò un bagliore di schiuma nel cavo dell'orecchio e mio figlio verrà a dirmi: "papà, aspetta..." e me lo toglierà con cura, proprio come facevo io con mio padre. Mi piaceva quel gesto e quel profumo. Bah, si diventa sentimentali. L'altro ieri era il compleanno di mia madre. Avrebbe compiuto 84 anni. Erano belli i miei. Mi mancano. Mi manca il mate nel balcone, in silenzio, e la pelle liscia di mia madre, la sua luce. E gli occhi fieri di mio padre. Mi hanno insegnato a

fare quello che c'è da fare per camminare, senza stare lì a menarla troppo. A schiena dritta. Mi mancate!

223.   Vado a prendere la torta al limone. Scendo dalla macchina. Il sole picchia e l'umidità liquefà il pensiero. E' il quartiere dove sono cresciuto. Sono le 3 del pomeriggio. Un silenzio elettrificato dal ritmo ossessivo delle cicale. Davanti a me, una saracinesca alzata. Davanti un signore in canottiera e pantaloncini, seduto. Curva lo spazio attorno a sé nel silenzio. Dietro, nella penombra, intravedo arredi vecchi, polvere, luce che filtra, una radio che gracchia, transistor. Il suo sguardo rallenta il tempo, lo attassa. Ogni centimetro in cui avanzo è pieno del suo occhio vitreo, tumefatto dall'indolenza. Il tempo si ferma, sulla sinfonia di cicale. Siamo io e lui, soli, nell'universo assolato. Poi io gli sfuggo. Vado su a prendere la torta. Quando scendo è nella stessa posizione. Un rombo di tuono lontano, lontanissimo, attraversa l'aria. Lui muove il mignolo della mano sinistra e un muscolo periferico della guancia destra. Da dentro Gianni Bella canta "Non si può morire dentro". 1974. Il mio vecchio quartiere. Mi guardo attorno, nulla è cambiato da allora. Salgo in macchina e muoio, mentre parto muoio, d'un abisso di malinconia dolce come un veleno irresistibile.

224.   Sveglio, dalle 3 del mattino. Cena pesante. Il vento muove qualcosa la fuori, che sbatte ritmicamente, con una sorta di tintinnio. Sveglio. Scrivo qualcosa. Il suono dei pensieri di notte è diverso. Felpato, preciso. E' un nero felino che procede. Sveglio. In un minuscolo punto d'una pelle che un satellite artificiale, lassù, sorvola in questo momento, in

un silenzio cosmico, come un'unica creatura acquattata.

225.   Ho piantato alberi per la forestale per 12 anni, e ogni
volta che me ne scendevo da Roma, via, prima da filosofia
poi da sociologia, a novembre e dicembre su quei monti
selvaggi. Tutte quelle idee e quei nomi roboanti e quei libri e
quelle teorie venivano come risucchiati nell'essenza di gesti
e pratiche che parevano discendere dritto dal cuore del
mondo. La vita pulsava potente a dettare il suo battito
primo. L'imperio d'un senso densissimo, impenetrabile e
limpido, intatto. Non ho mai dimenticato quel ribaltamento
di prospettiva. Risuona lì dentro, oscuro, lo cerco ogni volta
che posso. Il silenzio. Ho piantato migliaia di alberi.
Splendidi, si ergono e ondeggiamo. Li vado ogni tanto a
trovare. Ci conosciamo. Restiamo lì seduti, io e gli alberi.
Fino a che non restano solo gli alberi.

226.   Viviamo tutti sotto copertura, ideologica, religiosa,
artistica, socio-politica, professionale, letteraria. Sotto,
l'avventura più grande, l'esplorazione più rischiosa, in un
lunghissimo battito di ciglia, e la luminosa consolazione che
un giorno spariremo tutti come pulviscolo dorato in una
sinfonia di silenzio.

227.   Nuotare verso l'orizzonte, nel mare grigio zinco,
mentre là sotto monti di nuvole bigie troneggiano nella loro
vaporosa potenza. E' stato come pregare, è la mia preghiera.
E qualcosa risponde. Mentre guardi laggiù e il braccio
potente, energico, fende l'acqua, risponde sempre.

228.   Nessuno sta con gli androni, ma io sì. Non uno di voi conosco che ci si fermi così, una manciata di secondi, fermando l'andare verso un qualche dove. Ti fermi e stai lì. Guardi i graffi sulla porta dell'ascensore, le macchie scrostate sul muro, le cassette della posta con i nomi, i lampadari impolverati. C'è un silenzio strano negli androni, un silenzio eternamente gravido che mai partorisce e genera. C'è un'assenza che è eterna presenza, ma vuota di molecole e d'atomi. Ci senti la scia cinetica dei corpi, l'eco delle porte che si chiudono. E poi, lassù, lontana, la vita nei suoi bozzoli, api ronzanti d'alveare. Gli androni ti riempiono d'abisso, non hanno spazio e tempo. Sono l'anticamera dell'esistenza, la perenne promessa sospesa. La prossima volta che ci passi, se vuoi sapere ciò che è in te e ciò cui sei chiamato, fermati. Non si mente, negli androni. Non puoi mentire a te stesso. Risuoni come una corda miracolosamente tesa, suonata su un filo di nulla. Poi, puoi ripartire.   Ma   non   prima.   Non   prima.

229.   Singolari ombre nella magnificenza del teatro della storia. Un esercito di argilla le moltitudini dentro e fuori di noi.

230.   Io credo fermamente che la vita, l'intera vita, abiti quei momenti; quelli piccoli, definiti, circoscritti da attimi in sospensione, sulla corda di alcuni sensi che vibrano, micro eventi sensoriali estremamente vividi e precisi. Oggi per esempio: quell'acqua che ondeggiava in quel modo, e il calore addosso, e l'odore del sale, e quella tonalità della voce della mia bambina dietro, che chiamava "papà". Il resto sono

gigantesche costruzione di contorno. Sono sicuro che in punto di morte mi verranno in mente flash di momenti così. Che la vita sia espandere la consapevolezza che così è.

231.   Proprio di fronte all'entrata della base militare di Sigonella, in un selvatico fazzoletto di erba incolta, vive un uomo. Si è costruito un rifugio fatto con scarti metallici, vecchi bidoni arrugginiti, pezzami di lamiera, rattoppi fortuiti. Arbusti e piccoli alberi ritmano la piccola distesa. È poi, legata a uno di essi, una capra. Una capra. Lui sta lì, affaccendato sempre in qualcosa che senza dubbio dev'essere di grande importanza, I vestiti sono stracci tenuti assieme da cordame. Gli occhi due fessure. La pelle cuoio brunito. Sembra felice. Alla sua sinistra vecchie auto a porre la loro resistenza al vento, con un cartello sopra, "Volcano Rental", bizzarro servizio ai soldati. Di fronte si aprono le porte dell'impero, col rombo degli aerei. L'Etna, muto in lontananza, ostenta la sua magnifica indifferenza, il suo appartenere al regno degli Dei. Mentre io faccio ritorno a casa.   Umano,   troppo   umano.

232.   Camminando al crepuscolo la dove pulsa la vita degli umani, nella sua massima forma, gli alberi spogli protesi tra '800 e futuro, turbine di vite e di slanci, Londra, madre d'imperi, gente d'Inghilterra, lembo di terra che aggredì il mondo e dappertutto giunse, oggi il mondo lo porti qui al tuo cospetto. Cosa può una ferrea volontà e il voler sempre oltrepassare l'orizzonte. Londra bellissima senza volerlo essere, perchè bella non volevi essere, volevi essere potente. Pochi crepuscoli hanno la forza di quelli che qui, nelle tue strade, ti senti addosso nella loro distinta, elegante, misteriosa presenza. Le voci d'una nobile storia, teatro di

magnificenza e nefandezze, tutte risuonano adesso alle mie orecchie.

233. Giorni di struggente malinconia. Lucidità. L'acqua del fiume non ha requie. Il fiume è un'illusione. E noi lì, tra acqua e fiume, sospesi in un lunghissimo battito di ciglia. La più dolce, la più reale delle bugie salverà il tuo fragile cuore.

234. Ci sono momenti in cui sono lì, dentro a qualche ordinaria scena dell'esistenza -aspetto fermo a un semaforo, sto riponendo un carrello, cammino verso il salumiere- e qualcosa in me si ferma e si alza a osservare la scena, come se me ne facesse dono un qualche dio da lì a 40 anni. Mi guardo e una voce in me dice: "c'è stato un momento nella mia vita, in cui io ero lì, quello lì, e le cose attorno erano quelle. Un momento". E in quel medesimo istante ogni cosa emerge superba dalla sua ordinarietà, ogni cosa acquista luce vivida -quell'albero semi-spoglio dimenticato, quell'angolo infestato da sporcizia urbana, quella disposizione del cielo, quella donna che passa, e il ritmo del suo incedere-. Ogni cosa sembra mostrare la sua bellezza e scandire il canto unico dell'esistenza. E io mi commuovo, con una sorta di eternità nella bocca dello stomaco a togliermi il fiato e dilaniarmi il cuore.

235. La vita è un fantastico, tremendo, possente, pericolosissimo, affascinante, fulgido, sexy, insondabile poema rock'n'roll, e me lo ritrovo descritto spesso come una canzonetta da oratorio, come una filastrocca da infanti un po' ritardati. Quanto all'universo, chiedilo a qualcuna dei

miliardi di galassie che ci ruotano immani attorno, se sta pensando a noi. O al magma che si muove sottoterra e ci sbatte per aria ogni tanto. Muovere il culo, certo, e trasformarsi in dei che danzano sull'abisso e creano. La bellezza e la saggezza sono altra cosa che slogan e proclami (i   miei   compresi).

236.   l'indescrivibile fruscio di velluto prolungato d'uno stormo d'uccelli che ti passa sulla testa, e quell'insignificante disegno delle pietre nel muro di fronte casa tua, dove batte la luce. Tempo che si dilata. Che diventa eternità.

237.   Un'amica mi ha fatto ricordare una notte di 25 anni fa. Notte di luna piena di dicembre. Bosco su monte Lauro. Facevo i miei esperimenti. Fermo, immobile, ai piedi d'un albero maestoso. Tutta la notte. Stai fermo lì. Respiri. Sveglio. Il fruscio delle foglie. Ogni singolo suono che distende la sua melodia. I profumi. Il vento. Il tuo Io che si sgretola nella terra, nel muschio. E diventa bosco. Tu diventi bosco. Ricordo una lumaca che stette ore sulla mia mantellina impermeabile. La osservai lenta disegnare i suoi orditi floreali. La bava era luminescente alla luna. Il suo tempo. Leeentooo. E il bianco rapace che girò la testa verso di me, a qualche metro, e i suoi occhi guardarono i miei. E i miei   i   suoi.   E   ogni   cosa   si   fermò.

238.   Spenti i clamori dell'estate. Resto, nei pomeriggi, o nelle albe, con la mia Ortigia. Il cielo basso e fosco. Silenzi odorosi di mare. E la sua veste magnifica, inarrivabile. Ogni pietra ha voce, con radici in una storia lontana. Splendidi palazzi, misteriosi vicoli, budella che entrano e si rigirano negli edifici vetusti. Echi di fantasmi. Milioni. 2700 anni sulla mia

pelle. E' magica la mia Ortigia così. Mi restituisce tutta la sua anima. E con essa, la mia. Il mio amore non è per la contemporaneità. Il mio amore è nelle pietre.

239.   Mi basta riuscire a stare tra i millimetri, tra un fruscio di foglia che cade e un odore di pioggia che arriva da lontano, annunciata da dense nuvole bigie ed elegantissime.

240.   La vita è per l'uomo tutto ciò che ha. La vita è per l'uomo tutto ciò che è. Innumerevoli cuori hanno già battuto, sfiorato la terra. Tremenda condizione dell'umano! Sublime bellezza sotto i nostri occhi!

241.   L'inverno s'e' gia' placato. La vasta quiete chiede udienza. Vado a sedermi al suo cospetto.

242.   Come quelle carte mortuarie, messe in qualche improbabile angolo di muro, che sembrano dover durare chissà quanto e poi si sgretolano, senza che neanche te ne accorgi, lentamente si dilavano, si sfaldano, e ad un certo punto il muro è ancora lì, intatto, vergine, pronto ancora ad altri segni, altre storie, altri mondi.

243.   Non ho niente da dire. Nessun pensiero profondo, nessuna considerazione densa sulla vita, niente riflessioni intelligenti. Che uno dice: "Beh, se così è, basta non scrivere". E invece no. Che se uno non scrive su feisbuc potrebbe anche essere che non ha tempo, che ha altro da

fare. Io no. Io avrei anche tempo. Ma non ho un cazzo da dichiarare. Scorre, semplicemente, il mio tempo. E i giorni con esso. E la mia mente è muta, liscia, in silenzio. Come quel mare che in questi giorni è cheto, piatto. E fra le onde invisibili, le incombenze e la santa quotidianità. Quei giorni in cui ti pare cosa così sciocca stare là a sfornare pensieri profondi sulla vita, ad apparire saggio. E la vita preme. Insofferente alle parole. Giorni in cui un poco, se stai lì a pensare troppo, ti stai persino sulle palle.

244.   Tra tutti i non-luoghi del mondo, il taxi è il più singolare. Te ne stai lì, in una città sfavillante e tentacolare, ignota a te, alle 11.30 di sera, affidato a un perfetto sconosciuto. Di solito non guardi neanche, ma se guardi ti si rivela l'abisso straniante della situazione. Io stasera ho guardato bene. La sua faccia cinese, segnata, piuttosto riflessiva. Aveva il cappellino con la visiera dietro. E poi c'era una foto, di una ragazzina. E vari ninnoli. Un dragone, una fanciulla di plastica rossa che sorrideva, varie scritte con ideogrammi. Odore di cuoio. Rimasuglio di deodorante. E quella musica cinese, come una nenia, piena di lenti yùùùùù y jààààà. Come una cantilena ipnotica. Io e lui. Due abissi contigui per 15 minuti. E poi nulla più.

245.   In quel momento, in quel momento in cui, per esempio, mentre la luce del pomeriggio filtra dalla persiana e svela la danza del pulviscolo d'argento che fluttua nell'aria, e i tuoi occhi vengono rapiti da una fissa immobilità, e la tua mente se ne va, via, lontano, in un punto, in quel preciso punto della tua esistenza, dove tu eri qualcosa nel passato, e tu sei totalmente assorbito da quel ricordo, e quel ricordo è in te, diventa te, dissolvendo il tuo presente, completamente...in quel momento, chi siamo? Dove siamo? Dove se ne va la tua

identità? In quel momento, il tuo Io, che cos'è? Siamo un flusso nella danza delle cose, un'onda di probabilità che precipita, di volta in volta, in qualche porzione dello spazio-tempo. Oltre a ciò, nulla più.

246.   Dei miei incarichi svolti nei paesini dei miei Iblei il bello è, nelle pause, o alla fine, andarsene in giro tra case abbandonate, giardini segreti, vicoli deserti. E lì fermarsi, sedersi, immobili. Sussurri delle pietre. Tenue tocco di fantasmi, vivi, sguardo dolcissimo. Bisbiglio di storie. Delicato rimbombo che suona d'una commovente sospesa eternità.

247.   Sdraiato qui, sotto il grande albero della conoscenza, gratto la pancia al serpente, mentre molti sono lì a cogliere mele e a divorarle. Me ne sto indolente a guardare i lampi di luce che trafiggono le foglie. Il ronzio stupefacente dell'immane dio insetto, la sua mente perfetta, mi seduce l'orecchio.

248.   Rivisto Munch, nella sua terra. Chiaro, chiarissimo. Ha visto l'ombra e ne ha fatto un monumento di terrifica bellezza. Il crepuscolo dentro l'alba. Poema sinfonico muto. Lui parla. Io ascolto. Capisco benissimo. È uno sguardo segreto,   fraterno.

249.   Oggi, andando a Buccheri in macchina, due farfalle mi hanno attraversato la strada. Una è passata. L'altra non è riemersa. La vita è questa strage di farfalle. E tuttavia migliaia, milioni di farfalle continuano a nascere e a volare, nella tenue o violenta speranzosa luce del sole. Ma la vita, è una   strage   di   farfalle.

250.   Si parlano lei e l'agave. Sono uguali: bellissime, eleganti, selvatiche, spinose. A volte la guardo senza che lei se ne accorga. Per cogliere quello che non è dicibile. Per cogliere le terre, i continenti, le radure più segrete. Non ci riesco quasi mai. Qualcosa sfugge sempre. Però a volte. A volte.

251.   Ma che bella la mancanza di risposte, che stato di aperta grazia, che orizzonte! Ma che uggia, le risposte, tutte queste risposte nelle teste e nelle lingue, dritte, come puntali rugginosi alle orecchie! Danno tutti risposte. Siamo pieni di risposte. Ma dico: chiunque è in grado di fabbricare una risposta. Chiunque. E lo fanno, implacabilmente, senza pietà per gli altri e per se stessi. E io lì in mezzo, anch'io! Ah, che lutto! Ma stare lì, stare la dove non ci sono risposte, dove nessuna risposta risuona o è possibile o non può che restare fluttuante, e camminare fieri, pieni d'amore, brucianti di passione, ma non lo vedi quale altro passo è? Non la senti la sinfonia delle domande, del silenzio? Lo vedi l'abisso lassù in cielo?   Non lo senti rotolarti nelle vene e venire a inchinarsi alla tua santità, alla tua stordente libertà?

252.   C'è un'immagine tra tutte, in quel viaggio, che mi porto nel cuore. Piovigginava e c'era freddo. La nave stava percorrendo a ritroso il maestoso budello dei fiordi. E c'era quest'uomo. Fermo, dritto. Bellissimo. Per due lunghe ore è rimasto così, in piedi, immobile, sul ponte di poppa. Il suo sguardo era fisso, estatico, con una silente malinconia che era cheta come la stessa acqua che solcavamo. Due lunghe ore lì. Ritto, fermo, la schiena dritta e lo sguardo in alto.

Fiero, bellissimo. Lui e...che cosa? Cosa c'era dentro di lui? Cosa faceva? Cos'è che vedevano i suoi occhi e il suo cuore? Chi era? Sono stato a guardarlo per lunghissimo tempo, sentendo dentro di me l'eco di qualcosa che non aveva nome. Un abisso di sensazioni. Credo che mai, mai, scorderò l'immagine di quest'uomo. Credo che signifiichi per me qualcosa. Qualcosa di grande, che le mie parole non bastano a descrivere.

253.   Noi abbiamo quest'albero. Immenso, aereo, possente, cheto, maestoso. Bellissimo. Ci conosciamo. Passiamo a trovarlo ogni volta che possiamo. Luciana ha una foto mentre, incinta di Michelangelo, lo abbraccia con amore. Lo chiama il suo "Avatar". Ne sa la lingua, i silenzi. Io a volte, lontano, penso a lui quando mi serve forza e tranquillità. Loro due, insieme, abbracciati. Quando muoio mi piacerebbe, cenere, fluire qui. Diventare i giorni, e le notti, e il vento, e le stagioni, con i suoi lunghi rami protesi. La morte sembrerà un lungo sogno d'aria, e di stelle silenziose.

ROSA

254.   La gaia, brillante frivolezza. Il gusto della vita.

255.   A volte neanch'io so quello che scrivo! Mi capita di stare là, al mattino, e ad un certo punto vedo una luce. Gli dico: "chi sei?"; "lo spirito santo" -mi risponde- "scrivi questa cosa su feisbuc"; "ma non vuol dire un cazzo!" -protesto io. "Scrivilo lo stesso". Io lo faccio. Poi arriva mia moglie e mi toglie davanti le acciughe salate e la bottiglia di vino.

256.   Capitale questione sollevata oggi in "Nova" sul Sole 24 Ore: come difendersi dagli   algoritmi che sanno tutto di noi? Cosi': "algoritmi che sapete tutto di me, andatevene 'affanculo!".

257.   Ore 10. Insieme a fare la spesa, nella campagna aperta. Limoni, borragine, cicoria. Con la mia signora. La signora è il mio pastore, non manco di nulla. Ho una grande, immensa responsabilità manageriale: essere felice.

258.   Sono qui, aspetto mio figlio che gioca a calcio. Mi si avvicina una donna, con un'amica. Lei punta dritto verso di me. "Io l'ho vista!". La guardo. Non la conosco. "Lei era in macchina, e sentiva Tchaikovsky, a tutto volume". Sorrido. "Piano Concerto n. 1, andante e maestoso", dico, che in effetti ho quasi fisso in macchina da un paio di giorni. "Ah-

haaa!!"- esclama lei trionfale. Poi all'amica: "le macchine erano bloccate da un camion e tutti erano lì a strobazzare e bestemmiare, nervosissimi; e c'era questo signore con Tchaikovsky a manetta, ed era nel suo mondo, dirigeva, completamente sperso, e tutti sembravano impazziti, ma lui no. Lui suonava il piano, in macchina, e dirigeva". Mi guarda. "Lei mi ha colpito, mi ha messo buon umore. Ma lei chi è? Ma se ne è accorto almeno del camion?". Rido. "Il camion? Quale camion?". Ridiamo ancora. "E' incredibile, incredibile", continua a dire lei, con gli occhi scintillanti. Mentre sono qui a scrivere lei mi lancia occhiate e sorride.

259.   In quanto padri, non bisogna avere le risposte a tutto. Basta Google.

260.   Oggi una persona, di cui ho stima, mi ha fatto un complimento: mi ha detto che sto lavorando benissimo al mio "personal branding", e che, posto che il "personal branding" al giorno d'oggi è cruciale, io mi sto muovendo in modo eccellente, che appaio "unico nel mio genere". Mhhh. Mi devo preoccupare? Pensare che a me mi pareva che stavo semplicemente vivendo, seguendo la mia strada, cuore alla mia destra e mente alla mia sinistra, finalmente individuo, in marcia verso un sogno e godendomela da morire.

261.   "Maddalena, dai, alzati, è tardi"
        "Aspettate. Devo finire questo sogno".
        Sono le 8.30. E' lì, che sta sognando.

262.   Ieri ho detto alla mia signora "ti amo!" -sono di quelli che fanno queste cose. Lei ha smesso per un attimo di fare quello che stava facendo, mi ha guardato con comprensione e tenerezza e mi ha detto: "non preoccuparti, non è un problema".

263.   Stasera, mezzanotte, dopo sfiancante ma bella serata di lavoro in trattoria, eravamo rimasti soli, io e Sani in cucina. Lui è del Mali, parla pochissimo italiano. Lo guardavo mentre asciugavo i bicchieri. Me lo immaginavo piccolo, in Mali. Io in Sicilia (o ero già a Siracusa, o a Roma?), lui in Mali. Che si fa in Mali, da piccolo? E ora eravamo insieme lì. Cazzo che traiettorie ha la vita! Mi veniva di sorridergli. Lui mi ha visto. "Sani -ho detto- gelato?". Mi ha sorriso. Ci siamo mangiati il gelato. Solo 5 minuti. Poi di nuovo a sgobbare. Ma era più facile, più leggero. "Portami in Mali, Sani". Rideva. Coi denti bianchi. Splendenti.

264.   Ne sono certo, certissimo: gli autori dei principali cartoons oggi in TV, si fanno le canne. Spongebob, Leone cane fifone, Adventure Time, Kick Kiapposki, solo per dirne alcuni: non si possono scrivere sceneggiature, storyboard, dialoghi e battute così surreali, leggeri, meravigliosamente sconclusionati, sorprendenti, immensamente creativi, senza essere strafumato. E sono cartoni bellissimi. Che Andrè Breton o Marcel Duchamp, o tanta presupponente arte contemporanea, gli fanno un baffo.

265.   Lasciato Mar di Norvegia e Mare del Nord. Bellissima Oslo, elegante e nitida, piena di verde e adagiata sul mare; mi è piaciuta più di Copenhagen, pur bella. Cristiania, libera comunità' di fricchettoni nella capitale danese, peace, love e fuck the system, mi pare la dimostrazione che essere accanati costantemente non fa bene. Punto. Ora la nave scivola sul Baltico. "Son nato sulle rive del Baltico, dove le onde color zinco vengono a due a due...". Che meraviglia che era. Andiamo verso Helsinki. Laggiù erano le città anseatiche...Danzica...Odessa...Quanta storia, quante persone...Tutto e' placido; c'è una gran pace, tra luna e crepuscolo. Il mare è immenso: zinco, azzurro, oro, bianco...

266.   Se il vostro fedele cane -come è successo al mio amico- s'è appena pappata la vostra gallina del cuore, è solo l'universo che vi sta mostrando il suo essere al di la del bene e del male. Prendete nota e passate oltre.

267.   Eccomi qui a trangugiare sbrodolanti cocomeri. Evoluzione post matrimoniale d'un italiano medio. Ora manca solo un controllo alla prostata. La vita procede per cartoline. La felicità sta nel mettere le spunte giuste. O nel trovare   i   francobolli.

268.   "Gianfranco!". Silenzio. "Gianfrancooo!. Silenzio. "GIANFRANCOOOOO!!!". "Mamma, è di là, sta annusando le rose".

Lei non ha ancora capito se sono una persona speciale o semplicemente un deficiente. Bah, finche dura.

269.   Bestiario di umanità varia, vivida commedia umana balzacchiana, impietoso trattato antropologico delle più straordinarie virtù e delle miserie più abissali. E' "Italia's got talent". Abbattuta la mia vanagloria minchiona da pseudo-intellettuale, sono inchiodato allo schermo da 3 sabati a guardare questa galleria straordinaria d'umanità. Evidente soprattutto la differenza tra il talento costruito sulla fatica, sull'arte conquistata giorno per giorno, sull'umiltà, e la vanagloria che poggia sul nulla dell'ego. Meravigliosa la conduzione da rivista del trio Rudy-Scotti-De Filippi. Evidente la follia di alcuni. Ma la vita è un teatrino, un gigantesco, allucinato, commovente, strepitoso, folle teatrino, colmo di figurine eroiche e patetiche, e il suo specchio più fedele, forse il suo tempio più autentico -mi spiace per i sognatori di più alti orizzonti- sta in cima al clic di   un   telecomando   il   sabato   sera.

270.   Un lestofante disse a un poco di buono: "bisogna essere onesti con se stessi, darsi degli obiettivi!". Lo fecero. E vissero felici e contenti per il resto della vita.

271.   Maddalena l'ha fortemente voluto qualche mese fa e quindi è lì: un uccellino in gabbia. E' un diamantino. A volte lo guardo: che diavolo fa un uccellino in gabbia tutto il giorno? Che "pensa"? Che sente? Lo vedo saltellare, beccare, stare fermo, guardarmi. Cos'è il mondo nella sua testa? Qualche giorno fa ho convinto Maddalena ad aprire la dannata gabbia e lasciarlo andare. E' finito giù in strada. Non volava, saltellava. Sperduto. Due gatti hanno cominciato ad avvicinarsi. Mi sono precipitato a riprenderlo e riportarlo in gabbia. Mi pare d'averlo sentito pure dirmi

!"cazzo fai, idiota?". Maddalena mi ha fulminato. Coi suoi 6 anni mi ha spiegato quanto non poteva che finire così, e che io "non distinguo". Mhhhh, tutto questo deve essere la metafora   di   qualcosa.

272.   Mia moglie mi guarda, guarda me, da capo a piedi; l'espressione non è rassicurante: "Mah! Un uomo in pantaloncini! Io mai l'ho avuto un uomo in pantaloncini! Sempre pantaloni, al massimo in mutande, o, meglio, senza. Ma in pantaloncini, mai!". Fa un'ultima smorfia di disgusto e se ne va. E ora sono qui, da solo, col mio dolore. Fuori ci sono 35 gradi. Le cicale sono lontane. Il cielo è muto. Ah, estate crudele!

273.   Arrivato a Singapore. Profumo di magnolia e di uccelli. Una metropoli di commistioni vertiginose che profuma come il giardino del vicino di casa appassionato di botanica. Cammino nel tardo meriggio. Villette, case, che emergono dalla quiete d'una giungla pettinata dall'uomo. Magnifica, sempre. Toh, quei grattacieli sullo sfondo l'anno scorso non c'erano. Cammino. Jogging attorno. Uccelli. Fiori spalancati, sembra si limino le unghie con falsa sbadataggine a dissimulare un ego vegetale sconfinato. Architettura residenziale; intendo che si intuisce che dietro ogni casa, qui dove cammino, c'è il piccolo sogno d'un architetto. Per quelli maestosi, sfrontati, ci si sposta downtown. Perché qui ci si concede agli uccelli e all'odore di spezie delle cene dalle case, ai bimbi dalle moltissime lingue nei loro tranquilli patii e nelle strade, a un movimento che senti come inflessibile, costante, incessante, mutevolissimo, e che mi piglia da dentro con i suoi occhi da serpente mi trascina con

se. Già oggi lanciato alcuni bastoncini la fuori; e osservato con quale naturalezza hanno indicato già una forma futura.

Un albero immenso mi sbarra il passo. Una gentile signora fila via nella sua corsa lieve. Mi fermo a respirare. Mi tolgo gli infradito e torno a casa scalzo.

274.   L'apice, il climax, l'estasi assoluta, la fuga d'ogni demone e l'apertura totale della corolla di splendore è stato quando il piccolo massaggiatore Thailandese, dopo aver assestato qua e là i suoi colpi, girandoci intorno con mani d'acciaio, ha infine fatto una pausa, ha respirato e a tradimento, con precisione millimetrica ha ficcato letteralmente e profondamente il suo gomito in un punto a sinistra tra il mio deltoide, il collo e la scapola, e il mio corpo ha sentito una specie di lampo accecante dalla punta del cranio all'ultimo centimetro delle unghie dei piedi. Mai sentito un dolore così sublime, assoluto, meraviglioso, devastante. Quant'è durato? Non lo so. Un tempo senza tempo.

Dopo, fuori, ero un uomo nuovo. Filosoficamente realizzato, spiritualmente perfetto. Volando lieve sul marciapiede, senza pensieri, con un corpo senza peso, liquido e in pace, ogni cosa era compiuta.

275.   Avevo pensato che quassù in crociera, tra una natura maestosa e splendide città d'arte, avrei macinato pensieri profondi sull'esistenza, osservazioni pungenti sull'umanità, pagine immortali d'una letteratura imprescindibile, e invece

me ne sto tutto il giorno con un sorriso da babbeo; non faccio una beata minchia dalla mattina alla sera, passo dalla palestra alla piscina, dal coktail al ponte, dalla sauna al ristorante e poi al teatro, scendo a vedere luoghi bellissimi, coi miei cuccioli e la mia splendida signora e sono babbeamente felice. Nessun pensiero profondo, nessuna osservazione acuta; un gianfancazzo babbeo coi controfiocchi, babbeo e felice. Diavolo, un italiano medio, fatto e finito, altro che filosofo vaticinante, altro che scrittore corrucciato e magnetico! Trasportato tra marosi grigi, la crociera mi dilegua l'intelletto, rivelandomi il senso della vita, ah ah ah! Fortuna che domani c'è Oslo (oggi era Stavanger, che non so manco dove cavolo sia; vicino a un tavolinetto Ikea immagino). Vediamo se Munch, a Oslo, mi restituisce uno straccio di dignità esistenziale. Intanto...hic...un abbraccio gioioso...hic hic...a tutti! (hic, hic!).

276.   Alzarsi e mettersi una camicia bianca su cui è passato addosso pioggia e vento tutta la notte, e uscire odoranti di pura tempesta. Ehi!

277.   Mi piace moltissimo guardare Sanremo. Ce ne stiamo lì con la mia signora e i bimbi a sentire tutte queste canzoni -e ieri Nina Zilli, e quei tre ragazzetti poptenorili, m'hanno fatto alzare e ballare- e questo campionario di italianità ipersemplificata.
Trovo immensamente più noiose e imbarazzanti molte di quelle iniziative culturali d'avanguardia che si mettono

addosso l'etichetta con la freccetta "io sono intelligente. Io sono intellettualmente raffinato".

Mi ricorda la mia fanciullezza Sanremo, mi fa diventare bambino, mi viene di parlare con papà e mamma. E' un pezzo di continuità in quest'Italia scossa dalla disgregazione e dalla tristezza. I detrattori farebbero bene a pensare che non si toglie a chi annaspa anche uno dei pochi scogli profondamente inscritti nella loro mappa geografica interiore. Quella implicita. Persino quella della frivolezza. Quella che non t'aspetteresti mai di trovare.
Giocare! Scompaginare i sistemi! Fare, ogni tanto, le minchie di mare. Esiste la noia, nell'esercizio dell'intelligenza, certo. Ma esiste anche un'intelligenza della noia, sofisticatissima, eppure così elementare, vitale.
Essere sciocchi, semplicemente sciocchi. Stupidini. Fu il rammarico -visto che prediligete i riferimenti alti- di Borges, in quel meraviglioso documento che fu il suo testamento spirituale. Non esserlo stato di più.

278.   Impagabile. Incontrare al bar quel vecchio signore impomatato conosciuto al carcere come "allievo" nel percorso di coaching fatto l'anno scorso e, finalmente, seduti insieme a consumare la colazione, al tavolino, farsi raccontare la storia -uno per uno- di tutti quei meravigliosi, rozzissimi, smerlettati, tatuaggi di inchiostrazzo blu, che una volta qui si chiamavano "i pupazzi" e identificavano vite avventurose e perigliose (mica questa roba chic che oggi va tanto di moda). Impagabile. La più bella colazione da 10 anni a questa parte. Grazie, Mister X! Di cuore!

279.   C'è una frase che è la più dolce di tutte, che squarcia le nubi oscure, che sconfigge momentaneamente la morte, che apre la vita alla promessa e all'azzurro. La frase è "sì, mi mandi l'IBAN". Ah, che meraviglia. "Certo, certo, mi mandi l'IBAN". Dio mio, lampi di luce. E capita anche che ti arrivi insieme a un "provvederò subito". Ecco, se ti dicono "mi mandi l'Iban" e concludono con un "provvederò subito" è lì che uno se ne viene; è quel "subito" che ti va dritto al cuore; ne immagini la conformazione nella bocca che lo pronuncia; meglio di qualunque blow job, di ogni trip di lsd. "mi mandi l'IBAN, provvederemo subito". Subitoooh ohh! Sono rivelazioni che mutano immediatamente colore all'esistenza e all'universo. Questa settimana ho dato l'IBAN 3 volte. Sono uno che lo da. E' stato meraviglioso.

280.   Forse ci riusciamo. Finalmente ci riusciamo, a prenderci una serata. Le ho chiesto: "allora dov'è che andiamo? O l'indiano, oppure possiamo provare quello là nuovo, quello che fuori c'è scritto 'il cibo per l'anima'". Si è scossa immediatamente, fulminandomi dritto con quei suoi occhi tartari: "No, guarda, l'anima proprio no, l'anima te la tieni; la profondità, la fratellanza, la pace. Perchè non andiano a "la dannazione eterna", al "non mi scassate i coglioni", o al "vaffanculo per sempre"? Perchè nessuno fa locali così? Trovane   uno.
Ci sto lavorando. Lei è splendida. Ha un autentico, tenerissimo cuore punk. Fuoco in movimento, a coprire una grande malinconia e un arguto disincanto. E una viola

tatuata, li accanto, dal profumo inebriante. Da farci felice un uomo. Sarà una serata magnifica.

281.   Quei ristoranti che scrivono sulla porta: "è gradita la prenotazione". Che uno arriva e: "scusi ha prenotato?". "ehem...no". "aspettate...buongiono (rivolto ad altri) e voi avete prenotato?". "Sì, i signori macheppalle". "ah prego, vi stavamo aspettando, prego venite"..."scusi, e noi?". Si gira sbadato. "voi aspettate...loro sono più graditi...anzi, andatevene affanculo va". Peggio c'è, in alcuni negozi, solo la scritta: "Free Entry". Che uno dovrebbe entrare e dovrebbe dirgli: "ma che, avevate considerato pure la prospettiva che dovessi pagare il biglietto, per entrare a comprare in questo cesso di posto?". Mah, ditemi voi! Le parole indicano. Non indicano solo ciò che indicano. Ma un intero universo che gli si muove accanto, e pure dietro. Attenti!

282.   Ma che bello stare qui davanti al televisore a cazzeggiare e sorridere con Fiorello. Senza spread, monti, crisi, mediazioni, le facce di minchia dei politici, portapporta, differenziali, misure di contenimento della spesa, evviva l'italia, standard&poors e minchiate varie. Mi pare di riprendere fiato. Che la vita sia sopportabile, bella persino, semplice pure. Fiorello. Il Varietà. Che grande meravigliosa cosa, il Varietà. Io ci sono cresciuto. Il Varietà è una delle forme culturali più straordinarie che ci siano. Quand'ero un coglione pensavo fosse una droga per le masse. Coglione!

283.   Miche, amore mio, non preoccuparti. La Divina Commedia non è difficile; è solo un trip. Dante aveva appena perso Beatrice, la tipa di cui era innamorato perso, ed era un po' depresso. Un amico per aiutarlo a tirarsi su gli portò un po' di roba -funghi, LSD, metanfetamine- lui se li calò da principiante, a caso, che non era abituato, e gli pigliò male: la foresta oscura, il senso di smarrimento, l'angoscia, e poi, minchia, l'Inferno addirittura, il Purgatorio. Poi lassù in cima alla collina la luce, il Paradiso, perchè c'era pure un po' d'erba lì in mezzo, già confezionata a dovere che lui manco a rollare era buono, che l'aveva rilassato un pochino, ma non resse rispetto a tutta quell'altra roba che si era tirato giù, e gli spuntarono le tre belve, lonza, leone e lupo, e poi tutto il resto. Gli pigliò male insomma, tutto qui, come a un mio amico che dopo aver maneggiato con certe pasticche se ne stette sotto un tavolo per tre giorni e tre notti a leggere "l'Origine della coscienza" di Neumann. A lui gli durò 7 giorni, 3 per l'Inferno, 3 per il Purgatorio, e 1 -che gli era rimasta secca una pasticca di ecstasy e se la calò all'ultimo- il Paradiso. E' tutto qui amore mio, lui ci costruisce una roba pazzesca, ma è un trip, e che è un trip allucinogeno te ne accorgi anche da come immagina la gente liddentro: gente a testa in giù nelle pozze, gente infilata nel ghiaccio, gente inseguita nuda dai diavoli sferzanti, gente che gli passa il tempo a sospirare, gente che è trasformata in pianta, gente rosicata dalle bestie o a mollo nella pece. Insomma, solo uno completamente abbummato può immaginare robe così. Dai, vieni, leggiamo, perché sai, comunque non era mica come se un deficiente qualsiasi di cui oggi è pieno là fuori si sballi a quel modo; lui era Dante, e se uno è Dante e si strippa di LSD   non è mica roba normale che gli vien fuori, è uno sballo   che   non   ti   dico.   Vieni   !

Ohu, gli è piaciuta così tanto la storia di questo Dante strafatto che siamo stati là 2 ore a leggerci tutta la struttura dell'opera, accostando a ogni tipologia di dannati qualcuno che conoscevamo. Minchia di gente che abbiamo trovato, che poteva tranquillamente starsene all'inferno! La leggerezza e il gioco aprono qualsiasi porta. E poi, lì, appena fuori, ci trovi la meraviglia. E poi, lì, puoi andare dappertutto.

INDACO

284.   Nessuno pensi di essere escluso dalla responsabilità di trovare ogni possibile modo, ogni possibile sguardo, ogni possibile pensiero, per essere felice e per camminare con la schiena dritta.

285.   Quello di cui si ha principalmente bisogno, cercatori d'oro, insoddisfatti esistenziali, semplici manovali nella vita, sofisticati pensatori, fornai, assicuratori, meccanici, scrittori, ventenni e settantenni, imprenditori e operai, è una persona che ti piace molto che la mattina ti guarda dritto negli occhi e ti sorride accarezzandoti la guancia con grande tenerezza. Nella complessità, siamo di una semplicità disarmante.

286.   L'amore, l'amore, l'amore! Non mi interessa l'amore. Mi interessa la mente limpida. Perché in questa quello germoglia e cresce, senza sforzo, cieco a se stesso, puro, come legno grezzo; e senza questa quello mostra le sue penne al vento d'una vanità camuffata, spaccio d'un'eleganza etica che nasconde cavità dove il veleno ramifica le sue leziose, le sue letali pose.

287.   Si cerca di apparire intelligenti, profondi, interessanti. Come i galletti gonfiano le penne nell'arena. E il cielo lassù, muto, è troppo vasto.

288.   Il cinismo è a volte nient'altro che impietosa lucidità.

289. La pratica umana delle virtù -la loro definizione, le discettazioni su cosa e quali siano, le prescrizioni della loro pratica- sono il terreno dove crescono e si gonfiano le peggiori iatture dell'umanità. Poche cose hanno prodotto veleni tanto letali come le virtù. Ogni virtù prescritta o inseguita nasconde la sua faccia tremenda dietro lo sguardo suadente della bontà d'animo. E colpirà, con violenza, alla gola.

Ciò che rende la vita degna nasce spontaneamente come un fiore selvaggio in un campo che è diversamente coltivato, altrimenti è spaccio, altrimenti è posticcia sovrapposizione, altrimenti è esercizio di potere, non virtù. Quel campo è la mente e l'humus vitale, il suo riferimento elettivo, è il corpo. Nessuna virtù può prescindere dall'esaltazione della bellezza del corpo, di ciò che il corpo mette in scena, del corpo curato.

Se la mente prevale, se è scissa innaturalmente del corpo, se fonda astrattamente la virtù, allora si è malati. Malati di mente.

290. Posso ricordare chiaramente il lungo periodo in cui non riuscivo a dormire se non avevo accanto un bicchiere d'acqua. Ne avevo bisogno. Assolutamente. Oppure le serrande completamente abbassate. O non potevo assolutamente arrivare al cinema neanche con mezzo minuto di ritardo. O non potevo vivere senza quella persona, o quell'altra, mi mancava il fiato. Bisogni. Bisogni tramontati o trasmutati in qualcos'altro. Esigenze assolute che non avevano nulla di assoluto, se non la tirannia dell'abitudine. Quanti bisogni si hanno, di questo genere - tolti i bisogni primari, fisiologici? Quanti ne ho adesso? Come cristallizzano la vita, come chiudono gli orizzonti? C'è

un cimitero lì, se guardo, di esigenze imprescindibili da cui ho...prescisso. Cosa accadrebbe a liberarsi del bisogno e delle sue catene? A tramutarlo in "è preferibile"? Non si accoglie meno vita liberandosi dai bisogni, facendo le cose senza bisogno. Non è l'ascesi l'esito, manco per niente. E' un'irruzione possente di vita, è un'apertura più energica e potente alle cose, è il lasciarsi andare ad esse perché le si può lasciare andare. Naturalmente si resta ben lontani da tale condizione, ma fino a quando laggiù, laggiù in fondo, brilla anche un solo minuscolo spicchio di libertà, quel bagliore renderà luce e aria a tutto il resto. Non si sta nella vita per bisogno, ma per scelta e/o godimento.

291.   Sono lontanissimo dal respingere il superfluo e il frivolo, là dove dimorano le nostre umanissime manie, le idiosincrasie dei nostri gusti, le nostre capricciose infatuazioni; c'è molto succo e gran diletto in esse. Il punto è: quanta ricchezza e bellezza riesci a serbare con te o a scorgere nella vita, quando dovessi non poter soddisfare quelle manie? Il discrimine tra un bisogno che ti tiene in ostaggio e il meraviglioso godimento che rende gaia la tua vita sta tutto lì.

292.   il punto è che c'è così tanta bellezza in giro da rendere lo stare inchiodati su una miseria l'opzione più autolesionista. I granelli nella clessidra sono contati. E' preferibile schiattare di meraviglia che di livore.

293.   La questione non è quanto spazio hai attorno. Fondamentalmente la questione è quanto spazio hai dentro.

294.   Limitati a fare il caffè, ma quando armeggi con la
caffettiera non pensare ad altro e limitati ad armeggiare con
la dannata caffettiera. Stai attento ad ogni singolo
movimento. Guarda la caffettiera, le tue mani, i gesti.
Potrebbe capitarti che hai la sensazione di vedere veramente
una caffettiera per la prima volta! Oppure puoi non fare
niente di tutto ciò e continuare a fare come hai sempre fatto.
Io non ho mai fatto meditazione, non mi piacciono i corsi di
meditazione e i maestri di meditazione, molto spesso anche
chi fa meditazione, e mi sta sulle scatole anche usare il
termine "meditazione" per tutti quei momenti in cui sono
semplicemente dentro l'esperienza, totalmente dentro
l'esperienza (e mi viene da dire: ma quando non siamo
dentro l'esperienza, dove minchia siamo? Ma perché, c'è un
altro modo di vivere sensato che non sia dentro
l'esperienza?). Ma non ci sono dubbi che sperimentare
quello stato mentale è una cosa da sballo, è come far passare
una brezza nitida, tersa, azzurra su una nuvola umida di
scirocco impestata di polvere appiccicosa. Ecco, per questo
quando faccio il caffè (nuoto, cammino, lavo i piatti, preparo
le posate) cerco di fare solo e nient'altro che il caffè. Chiaro?

295.   L'errore -sì, l'errore- della maggior parte degli uomini e
delle donne è che sono focalizzati solo sulla prospettiva
umana. Confondono il miracolo della vita sul pianeta con la
vita e la storia degli uomini, in tutte le sue determinazioni.
Non hanno occhi per le infinite forme in cui vita e morte
scorrono. Un fantasmagorico banchetto dei sensi in cui stai
incatenato al microscaffale di ciò che pensi costituisca il
nucleo centrale. L'errore antropocentrico è l'ingessatura
della magia. Un solo istante di scroscio di pioggia su una

174

tegola screziata può redimerti. Uscite dal sé. L'eternità nello sguardo puro d'un corvo nella nebbia odorosa. Non c'è religione che tenga.

296.   l'amore è la naturale conseguenza di una mente limpida. Se non è questo allora è solo un drappo gettato addosso con cui fare lo struscio al corso dell'esistenza.

297.   Se alla mia tartaruga metto un gamberetto accanto senza che questo sia in qualche forma di movimento, non lo vede. Il suo sistema percettivo è tarato sul movimento e lei si concentra sulla mia mano. Ha ciò che le serve accanto, sotto il naso, ma è distratta, non lo vede. E' quanto accade a noi esseri umani, in altre forme. Ma la staticità che non ci permette di vedere è data da ciò che riteniamo ovvio, scontato; è la nostra quotidianità sotto il naso. Bisogna smuovere quell'ovvio, visitarlo, renderlo liquido, in movimento. Solo così potremmo vedere quanto lì dentro vi siano cose che, a perderle, ci lascerebbero affranti, morti di fame.

298.   Bene Michelangelo, figlio mio, adesso sei qui in questo balcone con tuo padre che si piglia il caffè; è un giovedì sera, sotto non passa nessuno e non succede niente di niente. A te sembra non ci sia niente di speciale, e in effetti non c'è, ma la cosa strana è che un giorno, magari tra 30 anni, nel bel mezzo di che sa che, a te verrà in mente proprio questo momento, proprio questo; una sera di tanti anni prima in cui eri con tuo padre nel balcone, e avevi 11 anni, e, guarda, la tua sorellina veniva e si affacciava al vetro e ti faceva una

boccaccia...guardala, guardala bene...e non succedeva niente, niente di niente, ma quella scena, questa scena, insignificante adesso, verrà a trovarti, così, a tradimento, e ti lascerà lì, tramortito...
Sorride. Forse un po' sorpreso, ma incuriosito, il mio Michelangelo.

- Dai papà...ma che significa?"

- Significa, amore mio, che noi pensiamo alla vita come a quei momenti in cui accadono cose grandiose, cose importanti, cruciali, e invece la vita è fatta di "niente", da tanti momenti di niente, come questo, solo che a ripensarci, un giorno, a tradimento, ti sentirai il cuore scoppiare e gli occhi riempirsi di lacrime, e sentirai in maniera potente che in quei niente c'è la tua vita, c'è tutta la tua vita...la bellezza dell'intera tua vita. Dai, entriamo, cucciolo, fa fresco.

299.   Maddalena, amore mio, hai 8 anni adesso. Crescerai. Ascolta, sii curiosa, cerca, rispetta le persone, stai vicina agli esseri viventi, sii capace di mettere in discussione le tue idee, e' la base di ogni crescita. Ma non permettere mai a nessuno di offuscare il tuo sguardo gioioso e fiero. Non permettere mai a nessuno, comunque sia vestito, di qualunque colore, con qualunque libro in mano, meno che mai sacro, brandendo qualunque verita', di dirti cosa devi fare, cosa devi sentire, come devi pensare, come ti devi vestire.   Mai!
Crescerai. Farai le tue scelte. Costruirai la tua vita. Ma, splendida creatura, in qualunque momento dovesse servirti,

voltati: io saro' li', vivo o morto, appena dietro di te, solida roccia inamovibile a cui aggrapparti, fluida acqua inafferrabile a sostenerti.

Cammina, amore mio. Fiera di te. Il tuo papà'.

300.   La vita è una condizione emozionale. Il punto non è se hai letto Dante, o Joyce, o Saramago, o spacchiottino, o conosci la storia del cinema, o l'ultimo scultore dell'avanguardia. Il punto è se vedi la bellezza, se senti la meraviglia, se percepisci la profonda, elegante complessità della struttura dell'Essere, e tu lì dentro, cazzo!

301.   Qualcuno scrive: "il fiore perfetto è una cosa rara. Se si trascorresse la vita a cercarne uno, non sarebbe una vita sprecata". Beh, Se si trascorresse una vita a cercarne uno - senza trovarne alcuno- avendo nel frattempo perso di vista la miriade di bellissimi fiori imperfetti e affascinanti lungo la via, somiglierebbe molto a una vita sprecata.

302.   Interessa alla foglia resistere al vento? E se foglia/vento fossero un'unità? E se tutto fosse una lunga preparazione a quel sublime atto finale in cui fogliavento danzano insieme nell'aria abbracciati? E se non vi fosse né foglia né vento? E se me ne andassi a nuotare, io/foglia, dentro al fresco luminoso azzurrissimo mare/vento?

303.   Aeroporto fiumicino. Annunci di aerei per il mondo. Cioè, io salgo su un velivolo, per dire, ora. E quando metto piede a terra sono a Osaka, o Sidney, o Johannesburg. Ma

davvero il cambiamento é così difficile? E' così semplice fare uno switch. Un gesto. Siamo circondati da sentieri. Infinita rete di possibili.

304.   La nostra mente apprende per associazione, ovvero capiamo qualcosa perché è simile a qualcos'altro di già conosciuto. Ciò è spiegato da alcuni studi che mostrano come alcuni neuroni, sollecitati, si configurino meglio agganciandosi a catene neuronali già esistenti. Ma vi è un altro modo in cui la nostra mente apprende che non è spiegabile attraverso i suoi correlati neuronali e che solo il sangue vivo della vita e della poesia possono contemplare: è l'apprendimento per opposti. Noi comprendiamo e valorizziamo veramente qualcosa solo attraverso il suo opposto. E così, amici miei, troppa tristezza vi invischia, ma nessuna tristezza vi impoverisce. Perché è solo attraverso essa, per esempio, che emerge in tutto il suo splendore il corpo vivente della felicità. Solo attraversando l'ombra la luce potrà stagliarsi fulgida nel vostro cuore e nella vostra coscienza.

305.   Non si può far finta di niente. La finzione è lo stato naturale di una mente che si rappresenta le cose. Devi sempre far finta di qualcosa. Se non stai facendo finta, o sei morto, o sei un saputone insopportabile, convinto di "sapere". Quando è evidente che non si "sa" mai un cazzo. Non puoi far finta di niente. Devi per forza far finta di qualcosa. Giacchè ogni tuo atto conoscitivo è per l'appunto un "fare finta" che le cose siano esattamente come tu pensi che siano. Così controlla spesso la tua finzione, lasciala dialogare con le altre -le cose ti parleranno, ti diranno della

qualità di quella tua finzione. I guai del mondo cominciano, o si ingigantiscono, ogni volta che qualcuno si scorda che funziona così.

306.   Essere unici. Non è vero che vogliamo essere unici. Passiamo l'intera vita a cercare persone che condividano con noi visioni, idee, pensieri, sentire. Godiamo quando ci guardiamo riflessi nella mente di un altro. L'unicità ci spaventa, perché è solitudine. Il nostro balsamo esistenziale è l'essere parte di una rete, di una comunità di pensiero. L'unicità di pensiero, quando non si trasforma in comunità, è stato sempre dolore e isolamento. Molti ne sono morti, o sono impazziti. Siamo esseri relazionali e sociali tesi a costruire matrici di convergenze.

307.   Questa corsa all'ottimismo, al pensiero positivo, al posso farcela e ce la farò, messa lì in prima fila sempre e comunque, coi suoi 36 denti in bella mostra, lascia le persone affrante, distrutte. E' deleteria. E' deleteria perché è intimamente falsa. E' posticcio il modo in cui è posta, non nel principio. Perché funzionerebbe meglio se contemplasse l'imperfezione e la sofferenza, la sconfitta e la rinuncia, la vulnerabilità e la trasfigurazione di tutto ciò dentro la condizione umana e il suo comunque inalienabile splendore. Gli eroi risplendono anche nell'oscurità, di inarrestabile carica vitale, e diventano sublimi. E poi, anche, vincono. Certo che vincono.

308.   Il primo inganno, e il più sottile, è il nome. Sta lì e ti segue per tutto l'arco dell'esistenza, come se tu fossi la stessa

identità di 3 anni prima, o di 7 o di 15 o 37. Naturalmente non è così e se chiami Gianfranco Damico adesso ti risponde un'altra persona rispetto a quella che ti rispondeva 1 anno fa (e 2 mesi fa? e 2 giorni fa? e 2 ore?). Come minimo, nell'indicare un nome, bisognerebbe aggiungere l'anno al quale si fa riferimento. Gianfranco 2012. Gianfranco 2003. Gianfranco 1997. Come nelle bibliografie.

309.   Il primo inganno è il nome. Ma il secondo, e più insidioso, è il verbo essere. Il secondo inganno è "è". Perché delle cose che affermate come vere, come date, esso è la struttura portante. Perché esso toglie il naturale movimento, la natura di flusso, l'impermanenza, e fissa una struttura come una farfalla alla parete. Spillo d'una farfalla imprendibile -eppur necessario nei discorsi sul mondo, nella parola che descrive e comunica- pensatelo piuttosto così, che ogni volta che lo pronunciate, aggiungeteci un invisibile "temporaneo". L'"è" temporaneo. Voi non lo dite, ma dentro di voi sarà sempre più chiaro: che l' "è" che pronunciate, è un "è" temporaneo, e che quella che descrivete è la struttura temporanea delle cose per come a voi appare in quel momento. E che il vostro sguardo è uno sguardo che non chiude e le cose, là fuori, un vivo flusso con cui danzare. Aperto, mobile, ampio, mai arrivato. E voi in navigazione verso il sogno, verso il cuore. Il vostro.

310.   Il problema che a molti (e molte) di voi appare così complesso è in realtà molto semplice: una persona che volete appiccicarvi al fianco ha ragione d'essere se arreca un segno più alla vostra vita; il vostro amore, la vostra infatuazione, dovrebbe arrecarvi gioia, pienezza, bisogni

appagati. Se così non è, se ciò che ne viene fuori è di segno inverso, allora non c'è niente da capire; è che voi, semplicemente, non dovreste stare lì. Ok? E giusto per essere più specifico, vi dico che la parte più consistente della problematicità della situazione, che –oddio!- vi danna l'anima e vi toglie il fiato, non sta nell'altro, ma proprio nella vostra ostinazione infestata di fantasmi -i vostri- a continuare a stare lì, e a starci nello stesso dannato modo. E' abbastanza chiaro? Ora, se venite a chiedermi o a scrivermi cose come "come faccio con quello lì che non mi considera/rispetta/caca/cura/ama abbastanza?", la mia risposta è "vattene!". Se siete adulti abbastanza andatevene o modificate il vostro paesaggio di aspettative. Altrimenti c'è ancora un bambino lì. Curatevene, è lì il punto. Lo so che non è semplice, ma la prima mossa in ogni caso è: smettetela di addossare colpe all'altro. L'alternativa è: scegliete la sofferenza, scegliete il sublime veleno della sofferenza. Che non si dica che è una cosa che vi capita. A quel punto sarete nel pieno del mondo di Adele H di Truffaut, o nella rarefatta sottigliezza del Barthes dei "Frammenti di un discorso amoroso". Auguri. Io non vi seguirei mai. Io vi terrei ancorati a un territorio di pace e limpidezza, una cosa che chiamo felicità.

311.   L'estrema difficoltà di voltare le spalle a una situazione affettiva insoddisfacente, se non dolorosa, riflette in modo lampante lo iato che esiste tra la nostra dimensione chimica e biologica e quella del nostro essere persone, esseri culturali con una coscienza e un intendimento evolutivo. Il cervello, nelle sue trame interne, tende alla certezza, brama la prevedibilità, ha fame di stabilità. Vuole, nei percorsi dei suoi neuroni in pantofole, un pattern conosciuto. L'ignoto

terrorizza le nostre autostrade neuronali come il supremo pericolo. Una situazione "certa" di sofferenza è esperita come meno minacciosa dell'ignoto. In ciò la biologia piega al suo volere il nostro agire, contro il nostro stesso interesse. La speranza che le cose cambino è l'ignobile tradimento della nostra coscienza critica, che si lascia corrompere in cambio d'una manciata di tranquillità chimica. I 30 denari di Giuda. Perché alla fine l'albero contorto è lì, nell'arido deserto, ad attendere il cappio. La felicità bisogna sceglierla. Contro eoni di dittatura cellulare. Il nostro trionfo evolutivo.

312.   Leggo spesso di inviti a fare grandi cose, a realizzare sogni strepitosi, a metter su eroiche imprese, e io stesso non sono immune dal dire e pensare cose così. Eppure. Eppure, ci sono giorni in cui ciò che mi appare come la più degna, la più nobile e la più eroica delle imprese e stare ordinariamente dentro la nostra quotidiana umanità con le sue normalissime incombenze. Con coraggio, curiosità, temperanza e grande occhio limpido certo, ma pienamente fieri del nostro essere non-eroi in un mare mutevole dove i nostri bisogni sono sirene dal canto inafferrabile.

313.   Quando il gioco si fa duro i duri cominciano a giocare e i saggi cambiano schema di gioco. In ogni caso alla fine, implacabile, interviene il tremendo potere che abbiamo tra le mani: quello di rendere reale nelle conseguenze ciò abbiamo ritenuto vero nelle premesse.

314.   Avere una sofisticata semplicità. La sofisticazione a monte, la semplicità a valle. Senza quella sofisticazione a

monte, la semplicità mostra spesso il suo carattere di maschera che vela un altro volto: quello stucchevole della banalità.

315.   C'è una grandissima differenza tra un pesce cresciuto in mare e un pesce d'allevamento. Siamo pesci d'allevamento, sempre più. Troppi di noi. Troppo spesso. Via, per il vasto mare selvaggio!   Ect

316.   Un'orchestra da camera. Ogni musicista manovra con destrezza il suo proprio strumento. Migliaia di ore di appassionata fatica dietro. Una capacità. E poi uno spartito, una musica comune: che insieme sonoro straordinario! Ma se prendi qualunque dilettante, o profano, e gli metti in mano quegli stessi strumenti, che suoni orribili, sgraziati, scontati, che incidente acustico! Questo è il motivo per cui la maggior parte dei rapporti umani sono il regno della banalità, dello stridore, della sofferenza, della guerra insensata. Non è lo strumento. E' la capacità di amarlo, curarlo, con riflessiva intenzione, conoscerlo, con riflessiva tenacia, suonarlo. Quello strumento è la mente. Lo spartito dove la musica si dipana è la relazione. Stolidi dilettanti, nella sinfonia dell'universo. Oppure magnifici musicisti.

317.   Non esistono ricette. Se cerchi o segui una ricetta allora vuol dire che non ci sei, e non sarà quella ricetta a fartici essere. E forse non bisogna essere da nessuna parte. Forse si tratta di sporcarsi di vita. La vita impetuosa. Com'era in

principio, ora e sempre, per tutti i secoli dei secoli. (Amen!).

318.   Ogni gesto malsano, ogni atto malvagio, piccolo o grande che sia, ogni ribalderia e sopraffazione nasce da una profonda alienazione dallo stato di perenne interconnessione in cui la nostra vita scorre. Ciò che ne emerge è un ego che desidera per se solo, un ego che urla e sgomita. Come un dente che senti solo se è malato, l'ego che urla è un dente cariato in bocca alla nostra identità naturale. Che infetta e avvelena la bellezza delle cose.

319.   Non c'è bisogno d'andare troppo lontano per capire come e perché le storie d'amore si trasformino in piccoli inferni privati, come e perché tanti maschi arrivino a trucidare l'oggetto del proprio amore quando questi gli sfugga. Niente filosofia o trattati di psicoanalisi. E' lì sotto i nostri occhi, è una credenza sull'amore e su cosa voglia dire stare insieme, che ci passa sotto pelle e nei polmoni sin dalla più tenera età dentro la più innocua e seducente delle forme: le canzonette. La sintesi più felice di tutto ciò-con ben 4 tra i semi concettuali più velenosi, deleteri e sconclusionati sull'amore- ve la metto qui sotto:

"Dammi il tuo amore/non chiedermi niente/dimmi che hai bisogno di me/Tu sei sempre mia/anche quando vado via/tu sei l'unica donna per me". Buona sofferenza a tutti! "Tu seeei...tu seiii...oh-ho tu sei l'u-nica donna pemmèèè..."

320.   L'emozione "sporca" la perfezione della razionalità pura. La bellezza dell'esistenza, nella sua pienezza, sta in quella sporcizia. La vita è emozione. L'emozione è vita. Il

resto sono algoritmi logici: una perfetta matrice formale dove non brilla nulla.

321. Carissimo amico mio, ecco, adesso tocca a te. A me è toccato più d'una volta sai? Che dolori! Voglio dirti che ciò che stai vivendo è qualcosa che appartiene intimamente all'avventura umana: soffrire per amore è una di quelle cose che, quando firmiamo il contratto per la nostra breve vacanza sul pianeta terra, sta scritto a carattere luminescenti sul contratto -non rammenti? Ma la cosa incredibile è che non sta tra le clausole vessatorie, ma tra gli incentivi, e anche se poi noi lo dimentichiamo, e bestemmiamo, in realtà è una delle manifestazioni di vita più forti. No, non sono impazzito, caro amico. Conosco benissimo la voragine che hai in questo momento al centro dello stomaco e le vertigini che ti sbattono giù. Resisti! Non mandarle via, resisti! Un giorno ti si manifesterà ciò che ti hanno lasciato. Solo, stai attento a due cose: prima: non starci troppo dentro, non lasciare che l'ombra si prolunghi oltremodo. Datti un tempo, decidilo, decidi quando ne avrai abbastanza (i rapporti contorti ci svuotano di energia e gioia) e sappi anche che ho visto decine di volte persone come te in questo momento essere completamente diversi qualche tempo dopo. La vita da sempre altre opportunità e se tu non blocchi il flusso –rimanendo ostinatamente nel pantano- ti porterà da qualche altra parte. Più serena. Più ricca. In questo ti aiuterà la seconda consapevolezza, ovvero: quando ti sembrerà che perdere questa persona è perdere tutto e che non troverai mai più nessuno così, che lei è "the one", l'unica, la tua metà insostituibile, beh, sappi che è una sciocchezza: semplicemente, è una bugia della tua chimica attuale. NON E' VERO. L'oceano è immenso, e lì dentro

sono tante le creature che potrebbero accompagnare la tua vita. E non è neanche detto che quella attuale sia quella più consona alla tua felicità. Anni fa fui lasciato dalla persona con cui stavo da dieci anni a tre mesi dal matrimonio. Oggi mi è del tutto lampante come ciò sia stato il più grande colpo di fortuna che la vita abbia mai potuto regalarmi; la mia famiglia, la mia compagna coi miei due bimbi, sono oggi la mia gioia più grande. Ricevi il mio abbraccio grandissimo. Non sei solo! La vita è con te!

322.   Umberto Eco in "Repubblica" di ieri fa piazza pulita della retorica di e su Pericle e il suo discorso agli ateniesi. E' un colpo benefico a tutta quell'agiografia, quella mistica dei grand'uomini dell'antichità, tirati in ballo per questo e per quello. In realtà la sentinella critica e l'attenzione ai principi sistemici e di contesto dovrebbe sempre essere sull'uscio. La Storia è fantastica. La Storia è un affascinante racconto. Poi, oltre una certa soglia, intossica. Tossine sottili e insidiose perché inattivano il cervello in una parvenza di nobiltà culturale. Ma che paralizzano, impediscono l'evoluzione, cristallizzazione fantasmatica e cataratte sull'occhio del futuro. La Sicilia è intossicata di storia. E lo è anche l'Italia.

323.   Le persone diventano sempre quello che sono, dice Margareth Mazzantini. No. Questa è la gabbia. Le persone sono quello che diventano. Questo è il flusso. La libertà e la magnificenza del possibile evolutivo. La domanda potente non è "chi sono io?" (illusorio inganno che presuppone una staticità inesistente, fondata solo dalla stessa domanda). La domanda è "chi voglio essere io?".

324.   Molte persone straordinarie non si può certo dire fossero -e sono- felici. Più in alto della felicità c'è la bellezza. E non ha bisogno della felicità per risplendere (io, però, vorrei farle sposare; ne ho di pretese, io!).

325.   Tempi turbolenti, incerti. Ma ogni ferita sulla pelle della certezza, del ciò-che-è, è anche feritoia attraverso la quale guardare tutti i futuri possibili. E' tempo di evoluzione!

326.   Il mutamento è la norma, l'evoluzione il flusso naturale delle cose; contro natura è mettere le braghe al flusso, ostacolarlo, operazione destinata comunque al fallimento, ma che nel frattempo può creare molta sofferenza. Il problema non è mutamento evolutivo sì o no. Il problema, anzi, la magia, è cavalcare quel mutamento e guidarlo. L'uomo, se non lo sceglie, lo subisce, il mutamento. L'uomo mago lo guida! L'uomo ha un Io. L'uomo mago ha un Io mobile, fluido, senza forma. Un Io mutevole, senza forma non è più debole. L'Io mutevole è senza confini. l'Io mutevole   è   "sconfinato".

327.   Non ci si conosce mai, per il semplice motivo che non si è mai. Si abita un movimento, evento energetico in un flusso. L'identità diventa solo quindi ciò che si narra. Non è, credo, una questione di abissi. E' la storia di noi che raccontiamo a noi stessi. Ecco, io sto cercando una storia più precisa, una storia essenziale ma precisa, aderente al mio movimento. In matematica si direbbe una storia "elegante".

Più quella storia è elegante, più la mia vita risplende di senso. Il mio senso. La consapevolezza c'entra. Tutto passa, prima, dalla consapevolezza. Poi, dopo, ci può essere l'oblio. Lo scioglimento nel mondo. Ma non prima. Non prima.

328.   Io non ho formule magiche, bacchette taumaturgiche, scorciatoie miracolose. Io mi limito a dire questo: la nostra vita e la nostra mente somigliano a un giardino; alcuni elementi di questo giardino ci vengono già dati, ma questo non inficia mai la nostra possibilità di agire: potando, ripulendo, abbellendo, mettendo a dimora altri semi e piante. E' questo il nostro potere, questa la nostra bellezza: essere il giardiniere. Di questo parlano i miei libri. Ma una cosa importante che bisogna imparare a fare prima, il primo passo, è una formula da dirsi che potrebbe suonare così: io mi accetto e mi voglio bene così come sono, io accetto le mie ombre e le mie imperfezioni e benedico me e questa mia unica vita; io mi accolgo, sempre, mentre lavoro per rendere più bello il mio giardino; ioIo n onoro la bellezza della vita in me e mi mostro con fierezza così come sono, perché io sono un flusso, non acqua stagnante. Ecco, questo di solito è il passo che apre a un lungo percorso di crescita. Accogliersi per come si è, per cambiare in qualcosa che non si è ancora. Accettarsi, volersi bene, mentre contemporaneamente ci si muove, mentre contemporaneamente ci si evolve in qualcos'altro. La nostra capacità di intessere relazioni gratificanti ne esce fuori enormemente vivificata e potenziata. Il nostro carisma, più nitido. La nostra vita, più bella.

329.   Il multi-prospettivismo e il relativismo hanno l'ampiezza della possibilità e il potere di non sottostare al giogo di posizioni concettuali e culturali egemoni, che impediscono il movimento evolutivo. Ma ha dietro di sé, e davanti a sé, e attorno a sé, un invalicabile principio guida: la sconfitta della sofferenza umana e la generazione di crescita, di ben-essere, di bellezza. Per sé e per l'altro, in una vittoria comune. Ecco perché la pedofilia -pur ampiamente praticata dai nostri ammiratissimi greci- non passa, nel nostro contesto, al mio vaglio di qualità. Ecco perché, per esempio, l'adozione di bambini da parte di coppie gay, invece, potrebbe passarci. Multi-prospettivismo e relativismo avrebbero impedito di usare la religione per sterminare intere culture minoritarie, in ecatombi epocali. Perché il relativismo non vuol dire affatto "tutto è lecito". Ma "tutto è lecito" diventa una conseguenza percorribilissima quando hai fissato i punti universali e indiscutibili, che creano l'eretico e l'erba tossica da estirpare.

330.   Ho vissuto nel "mondo antico" in ogni magico suo millimetro, persino gli ultimi bagliori della grande, splendida civiltà contadina, in una casa senza elettrodomestici, il braciere e il finocchietto secco a profumare l'aria. Ma prendo di petto la contemplazione compiacente del passato che sembra propria a tante persone qui da noi, così come tutto ciò che è movimento, evoluzione, futuro è al cuore di molti miei pensieri e soprattutto di molta mia prassi. E' un passaggio epocale quello che stiamo vivendo, una grande meravigliosa sfida aperta sul balcone dell'evoluzione. Non ho alcun vagheggiamento per un mondo che non c'è più, ma di quel periodo m'è rimasta la meraviglia degli occhi di quel bambino di paese a cui la vita

sembra uno scintillio di luci magico e stordente. Con la bocca aperta resto, di fronte all'esistenza. Credo che i due sentire non siano affatto incompatibili. Anzi. Che se no si rischia di diventare un barboso profeta della lamentazione perenne. Il mondo cammina e i vagheggiamenti non servono. Serve metterci dentro il meglio di noi stessi. Il cuore nella bellezza, dappertutto attorno a noi, nei millimetri dei sensi, e lo sguardo verso il futuro, con le mani che scalpitano.

331.   Incontri gente dopo un bel po' di anni, e alcuni sembrano essersi spenti, il tempo ha tolto loro qualcosa, al meglio sono identici a come li hai lasciati e questo li ha come sbiaditi, opacizzati. Altri invece, sembrano avere più luce, sembrano aver preso dal tempo passato qualcosa, se ne sono nutriti; sono persino più belli. Credo c'entri l'essere vissuto o meno presso il proprio cuore, l'essere stati mobili dentro un flusso dinamico, in evoluzione, o l'essersi fermati a ristagnare.
I soldi c'entrano solo in parte.

C'entra l'essersi perduti, l'essere affondati lì da qualche parte in un mondo non tuo, o in uno stagno senz'acqua a scorrere, a debito d'ossigeno.

A volte la vita non è gentile, certo. Ma mai, mai è tardi per ri-ergere lo sguardo in alto, per spingere il cuore altrove. Per   ritrovarsi.
Questa è la nostra vita. Non ne abbiamo un'altra.

332.   La crisi, la crisi! Ci stiamo lasciando risucchiare troppo e la storia ci sta spingendo verso una solida e stolida alienazione dalla libidine sensibile che ogni singolo granello può darci. Mi hanno scassato le patate, ecco tutto! Pare che io debba stare qui a studiare finanza globale. Il risucchiamento di ogni nostro sguardo sull'esistenza da parte di spread, bundes, differenziali, rating, eurobond sì o no, mi sembra la consegna della magia agli apprendisti stregoni. Non ci sto, sono stanco. Il prossimo articolo sulle surreali alchimie della finanza non lo leggerò (Ancora? E ancora? per farne che, poi?). Preferisco andare a raccogliere borragine. Occuparsi della crisi, bene, tenere gli occhi ben aperti, ma non scordarsi della vita! Che la vita è quella cosa pazzesca che ti scorre dentro e accanto mentre sei impegnato a impregnarti di crisi. E' vero, avete ragione su quelli che hanno nient'altro che una ciotola di riso: molti non sono affatto felici. Ma ce ne sono altri che lo sono (ci sono stato in mezzo). E la differenza stava nella capacità di contemplare anche altre dimensioni della vita, dell'esistenza, dell'esser-ci, non riconducibili a ciò che hai, a ciò che possiedi (una qualità spirituale?). Ora, siccome però io credo, come voi, che se puoi disporre di qualcosa in più che una ciotola di riso ti è anche più facile essere felice, facciamo che, crisi o non crisi, ognuno cerchi di dare il proprio contributo a che questo possa avvenire e visto che noi siamo in quella parte di mondo in cui disponiamo già di qualcosa in più che una ciotola di riso, facciamo che proviamo, mentre facciamo ciò che facciamo, a non perdere il contatto con la bellezza? Facciamo finta che non perdere il contatto con quella bellezza -pur nell'indignazione, pur nell'incazzatura- ci rende persino più forti, più efficaci, più incisivi, più magici, nel fare ciò che facciamo, nel "fare la

cosa giusta"? E' di luce che il mondo ha bisogno, per combattere le sue tenebre, non di altra foschia.

333.   Il cinismo a volte è suppurazione di ferite profonde

334.   Management, organizzazione, economia, politica. Sì, ma..."quaggiù nulla è risolto perchè nessuno si prende la briga di sapere a che punto è rispetto a se stesso" (E. Cioran)

335.   Una delle menzogne più frustranti in cui ho persino creduto per anni è che qualunque cosa accada nel mondo -in Uganda, in Iraq, in Amazzonia, in Siria, o dove vi pare- è anche affar tuo. Un conto è capire, concettualmente, l'interconnessione degli eventi, e sviluppare un'intelligenza connettiva che dà forma poi al tuo modo di agire, un altro è arrivare a portarti sul groppone tutti i problemi del mondo come appartenessero a te e fossero anche tua responsabilità. Il risultato del credere che tu debba fare questo non sono in genere persone più intelligenti e più sensibili e più aperte e più fattive. Il risultato è in genere persone più frustrate, insoddisfatte e produttrici di frustrazione e sensi di colpa. Dei guastafeste nella festa della vita, che fanno analisi ipercritiche cui non segue nessuna azione rispetto all'oggetto di analisi (l'Ego ha molte maschere).

Osservare con occhi ben aperti e mente limpida. E poi fare al meglio e con serena coscienza etica ciò che fai nella tua vita, nel tuo ambiente, nelle relazioni con gli altri, non scordandoti mai di gioire, è la medicina migliore per un mondo che vuol stare meglio.

Ogni menagramo afflitto dai mali del mondo è una zavorra in più nel cuore del mondo.

336.   La bellezza è una condizione interiore. Emana da dentro. E' il punto di luce della tua condizione. Il resto sono lampi rappresi di dormiveglia, spesso ingannevoli. Stridenti.

337.   Le fonti, le fonti, la bibliografia! La conoscenza è ciò che rimane quando hai dimenticato tutto. Le bibliografie -interi scaffali polverosi trascinati dietro la schiena-sono gli anelli a cui mio nonno legava la cavezza dell'asino. Poi, c'è la libertà.

338.   "La gente è infelice perché fa errori epistemologici". L'ho ritrovata nell'intervista di qualche settimana fa. Così avrei detto. Non me n'ero accorto, ma penso davvero che sia così. La gente è infelice perché fa errori epistemologici. Almeno buona parte della gente. Ne consegue che la felicità è il frutto di un'epistemologia più accorta, meno "brutta". Un'epistemologia bella?

339.   Ieri sera orecchiavo in trattoria la conversazione di clienti, mentre portavo loro i piatti. Gente distinta, non semplice. Uno diceva: "nella mia vita, l'unico rimpianto è aver dato il mio amore a donne che non lo meritavano", dove l'accento era posto sull'ingratitudine di quelle donne. Non gli passava minimamente per la testa, al signore, che quelle donne, forse, avevano altri obiettivi e orizzonti diversi che non quello stratosferico di meritarsi il suo

magnifico e indiscusso amore. Insomma, che avessero di meglio da fare, che meritarsi lui. "Dev'essere stato molto imbarazzante!" -avrei voluto dirgli; così, d'improvviso, a gamba tesa- "Forse dovevi smetterla, e guardare altrove. Come mai non hai fatto una cosa così semplice e pulita? Vogliamo parlare di te?". Quanta gente c'è, così? Quante persone prendono l'universo e lo capovolgono a testa in giù? E comunque e di qualunque natura sia il capovolgimento effettuato vi è sempre una cosa a restare in piedi alla fine: il loro Ego. E il senso invincibile d'essere stati vittime d'un mondo cattivo e ingrato che non s'è piegato alle loro magnifiche intenzioni. Dio mio, quando la finiremo?

340.   A volte, delle cose, si può dire semplicemente che vanno dove devono andare. Puoi metterci dentro tutte le considerazioni che vuoi, anche complesse, anche raffinate, persino sul destino o il libero arbitrio. Ma semplicemente - cambia solo il modo tra i milioni possibili- quelle vanno esattamente dove devono andare. Lo vedi. E' lampante. E se devono andarci e per evenienze varie ancora non ci arrivano, è peggio per tutti. Che ti vien voglia di pensare che forse una delle forme della saggezza è proprio il liberare il cammino alle cose mentre queste cercano di andare esattamente dove devono andare. Che altrimenti le cose ristagnano, girano su se stesse, prendono a puzzare. Fino a quando comunque, ci vanno, con te o malgrado te, ci vanno. Esattamente là, dove devono andare. E qualcosa, finalmente, ricomincia. Con te o malgrado te.

La semplicità di questo principio, in questo momento, mi appare come fantastica. Limpidissima.

341.   Da ogni singolo episodio, anche il più piccolo e insignificante, è possibile risalire all'intero mondo di credenze, valori, presupposti, stati emozionali della persona che lo compie. Attraverso le domande. Solo attraverso domande. Il che vuol dire che la nostra vita ha natura olografica: ogni tassello, ogni manifestazione, contiene in sé il tutto.

342.   Il punto è questo: che fra Vasco Rossi che canta, da dentro una limpidissima e coraggiosa condizione umana "il fatto più strano e illogico/è che nonostante che lo so/continuo a farmi fottere da me", e i proclami di dominio assoluto sui propri stati "negativi" e il raggiungimento di una piatta felicità perennemente sorridente in molti seminari e di molti draghi dell'anima, io preferisco di gran lunga il primo. Che la mente limpida e il presidio del proprio sistema cuore/mente, e la capacità di strategie d'azione allineate e creative, non stanno al di fuori delle perturbazioni, ma le contemplano dentro e le integrano. Celebrate la vita, la magnifica esistenza e la libertà d'esserci e di creare. Tutta la vita. Con l'intero cuore. Per una mente che attraversa il mondo verso le sue splendide creazioni. In un campo di possibilità infinite.

343.	La vita è trasformazione. Le identità e gli assetti - biologici, fisici, culturali- sono paletti mobili in perenne mutamento, scambio, trasmutazione. Mi chiedono di parlare di contaminazione. Ma non c'è bisogno di metterci sopra, sulla vita, un cappelletto concettuale. La vita *è* contaminazione. E' incessante danza di differenze. Oppure è morte.

344.	Visto un documentario bellissimo sulla dinastia Kennedy. Ciò che colpisce, come spesso in questi casi, è la discrasia tra l'immagine pubblica e ciò che si muove dietro, nel retrobottega esistenziale. Prezzi altissimi pagati. E come sempre è lampante un'evidenza: che la felicità non ha casa nel potere, o nel denaro, ma nella qualità delle relazioni, soprattutto quelle primarie, soprattutto coi figli. E tutto sommato, quando nel 1965 io nacqui, essere nato in casa Damico, operai emigrati in Svizzera, piuttosto che in casa Kennedy, è stato un colpo di culo colossale. Non ho dubbi.

345.	La vita può essere tremenda e molto spesso lo è, e niente è più insopportabile di un'astratta positività universale, falsa come una mascherina appiccicata con uno sputo sulla nostra umanità. Il punto è che tu sei chiamato a rispondere. Non puoi fare a meno di rispondere. E allora che quella risposta sia la più funzionale, o intelligente, o saggia, o dignitosa, possibile. E' questa la sfida, lì la responsabilità. Detto ciò, la vita sa, può ed è *anche* incommensurabilmente meravigliosa. Lo è sempre, e ancora di più quando nessuna situazioni estrema viene a colpire. Ovvero nella condizione della maggior parte delle persone e nella maggior parte del nostro tempo. Lì, l'infelicità, appare a me come il peccato capitale! Imperdonabile! Bisogna essere fermissimi, implacabili, limpidi, con chi disperde la tua energia vitale. Alcune strade e percorsi vanno inequivocabilmente divisi. La vita è troppo preziosa.

346.   Si tratta di integrare le esperienze. Si tratta di dar loro un senso compiuto, o quantomeno di accoglierle, dentro un sistema flessibile. Ogni mancanza di integrazione porta o a un troppo vuoto, o a un troppo pieno. Un disequilibrio che divora il tuo benessere, incatenandoti alla rigidità.

Essere giunco, che fa l'amore con l'aria. Nel vento terribile, furioso. Nella bonaccia silente.

347.   Siamo innocenti fino a prova contraria. E la prova contraria è la tua data di nascita.

348.   L' innocenza è una purezza indistinta. Ma la vita ti "sporca" di splendida materia, costruisce il corpo distinto della tua soggettività; tu nasci al mondo come individuo, e innocente indistinzione sparisce per far posto alla tua umanità.

349.   A volte le sirene sanno. Tu sei nella tua barca guscio di noce. Loro, in mare aperto.

350.   Lo so che è contro-intuitivo, ma il sospetto che ho è che fino a quando l'orizzonte è dato da cose come l'auto-

realizzazione, la stima e il prestigio, sul piano sociale, siamo lì a porre l'asticella del discrimine tra il poter essere lieti oppure no, tra una vita degna o non degna; e invece, sospetto, il valore è nella vita in sé, nella straordinaria esperienza sensoriale che l'essere semplicemente vivi, a rimanere aperti, comporta. Che se un angelo del cosmo mi dicesse: "tu vivrai, e in buona salute, fino a 90 anni", non ci sarebbe niente, nient'altro di cui aver bisogno, nessuna asticella o paletto, nel discrimine sul terreno della bellezza. Che basterebbe quello ad esser grati e colmi d'ogni cosa. Resterebbe la qualità emozionale del cuore, nell'essere con gli altri, l'unico terreno da arare e far fiorire. L'unico. Ma la pienezza di immagini e suoni e odori che è la vita che semplicemente scorre, che diventa il tuo corpo, ne sarebbe il fertilizzante più potente. Questa, ecco, questa, sospetto, sarebbe l'ultima e definitiva e difficilissima, partita da giocare, l'ultima deposizione di penne dalla coda-pavone, per danzare senza più peso nel cuore della meraviglia; per lasciare davvero una scia luminosa, là nel piano scintillante dell'oceano.

351.   In una parte significativa di questioni umane il caso c'ha lo smoking elegante e fischietta canzoni alla luna col bastone d'argento. E' figo, il più figo. E poi, nel caso, la naturale tendenza morfogenetica delle cose, tende a ristabilire un ordine. Insomma, si arriva da qualche parte, che può non essere niente male!

352.   Orrende statue di Padre Pio. Officianti religiosi che sono uno sciatto sfregio all'occhio. Soldati di Allah dall'espressione corrucciata e nera. Agghiaccianti templi in

ferro-cemento eretti contro un cielo che urla il suo orrore. La bruttezza estetica non ha nulla a che fare con la spiritualità. Mai. Non ci sono statue, simboli, concetti, religioni che tengano. La bruttezza è il contrario della spiritualità, che ha cuore e dimora e veste nella bellezza. La bellezza *è* la spiritualità.

353.   Un articolo del Corriere della Sera riporta una ricerca che dice che 4 giorni nella natura senza cellulari, computer e smartphone aumentano la creatività. Ma cristo santo, se ve ne andate 4 giorni nella natura per aumentare la creatività allora ci siete ancora dentro, è ancora un atto strumentale! Ve ne dovete andare 4 giorni nella natura perché non ve ne fotte più una minchia neanche della creatività, perché l'unica cosa di cui vi frega e starvene a farvi cacare beatamente dagli uccellini in faccia e sentire le api ronzarvi all'orecchio mentre un filo d'erba vi solletica il baffo. Quello, quello è!

354.   Ogni volta che esco in macchina me ne torno a casa con queste immagini di persone che mi ringraziano con un gesto della mano e un sorriso. Sarò mica San Francesco? No, è che quando vedo qualcuno piantato in mezzo alla strada, pericolosamente in mezzo alla strada, o un pedone che cerca di attraversare, scalo marcia, rallento e...mio fermo. Rivoluzione: mi fermo. Pazzesco: mi fermo. E loro si squagliano, prima increduli, esitanti, poi sorridenti. Passano. Una manciata di secondi. Pochi secondi. La rivoluzione dei secondi. Politica.

355.	Io credo d'avere profondamente radicata in me -per percorso umano e allenamento professionale- l'attitudine al non giudizio, per milioni di situazioni umane. Troppo vicino alle umane debolezze a alle ombre della vulnerabilità, troppo innamorato di questa nostra condizione d'imperfezione. Qui però c'è un bambino che si è addormentato coi suoi sogni e si è ritrovato col cervello spappolato sul cuscino: il padre, prima di togliersi la vita, gli ha sparato. Così come l'altra volta c'era uno che, scientemente, ha sequestrato la vita di 3 donne, abusandone in tutti i modi, per 10 anni. Sono situazioni per cui la mia mannaia s'abbatte senza appello. Sarei, in questi casi, una sorta di antico e onnipotente re pre-cristiano che senza scrupoli etici deciderebbe, in somma e parzialissima saggezza, di risparmiare alla splendida biologia del pianeta la presenza ulteriore di tale offesa. Per fortuna per questa civiltà a voi tanto cara (e un po' anche a me), non sono un antico re onnipotente e pre-cristiano. Mi adeguo. E mi limito a scrivere libri su quali errori profondi -anche epistemologici- credo vi siano alla base di situazioni estreme come questa, e anche quotidiane. E' il mio atto profondamente politico, il mio impegno. Sono orgoglioso d'aver scritto "il codice segreto delle relazioni". Lo trovo bellissimo. E credo che il mondo ne abbia bisogno. E mi resta questo pensiero: se fossi disperato, umiliato e offeso, e intento al mio suicidio (gesto che non ho mai trovato discutibile), lascerei una lettera in cui pregherei il mondo di avere cura della cosa che amo di più al mondo: mio figlio. E non credo d'essere perfetto. E non credo neanche d'essere saggio. Credo solo di non essere un pezzo di merda.

356.   Se parli ancora del tuo rapporto di coppia, col partner, e continui a parlarne, vuol dire che qualcosa non va. E' quando smetti di parlarne e, insieme, cominciate a fare le cose, senza parlare di voi, che vuol dire che le cose girano. E se nella vita continui a frequentare ancora e poi ancora pensieri e parole e libri e corsi su come si vive la vita, vuol dire che la vita ti sta passando un po' sotto il naso. Niente di male. Però è quando non senti più il bisogno di questo, che vuol dire che ci sei. Ci sei dentro .

Ed è quando la pianti di sputare quadretti trancianti come quello appena scarabocchiato, e te ne vai a mare, che vuol dire che hai fatto un altro passo avanti.

357.   Quando un sistema è bloccato, avvitato su se stesso, incardinato su una o l'altra parte che lo costituisce e incapace di rompere il loop, c'è solo un modo per mandare avanti il nastro: immettere un elemento altro, di rottura. Poco importa che quell'elemento sia "buono" o "cattivo"; più importante è che sia "altro", non facente parte della dinamica attuale. Ciò vale in qualunque ambito sistemico: biologico, umano, economico, politico.

358.   Essere positivi, guardare il lato luminoso, chiedersi cosa c'è da imparare, amare il prossimo, proiettarsi con fede verso il futuro, trovare il buono, tenacemente "motivarsi", sorridere a se stessi, al mondo, sempre, sempre, sempre. Quest'attitudine, quando cristallizzata, mi appare come un innaturale, perenne, agghiacciante sorriso; grottesca paresi

facciale sulla volto mistificato della saggezza, a fronte della splendida, terribile, misteriosa complessità della vita.

359.   Quando le controparti mettono su l'elmetto e partono lancia in resta, "il vigliacco", anche avendo una delle parti in causa infinitamente più cara dell'altra, si rifiuta di farlo. Non fermerà un bel nulla. Verrà travolto insieme alla sua ingenuità. Ma qualcosa nel mondo non sarà più lo stesso. Gesù Cristo, il più vigliacco di tutti, fu crocifisso. A volte lo guardo, lì nella mia parete di casa -bellissima opera di fine '600- rischiarato da una lama di luce di lampione. Nel silenzio della notte.

360.   Sii elegante, almeno nelle feste. L'eleganza e' importante, non trascurarla, perche' sebbene dietro essa non dimori necessariamente l'intelligenza e che persone intelligenti non si curino spesso d'essere eleganti, e' parimenti vero che poche cose sono tristi e avvilenti come la stupidita' che s'accompagna alla sciatteria, e che un'intelligenza che sappia adornarsi d'eleganza allieta sommamente gli occhi e il cuore. Cosi', tu, sii elegante almeno. Questo ti preservera' dalla deriva del fondo della mediocrita' lasciandoti aperta nel contempo, qualora tu abbia curato la mente a sufficienza e nel giusto modo, la possibilita' d'essere tra quelli che recano letizia e luce al mondo.

361.   Pensare a te stesso la tua grandezza costruisce spesso la tua pochezza.

Abitare con pace immensa nel tuo niente e nel tuo nulla, struttura una grandezza.

Se vuoi fermarti e ristagnare, aumenta e celebra.

Se vuoi crescere, diminuisci e fai silenzio.

E agisci.

362. C'è nella mente umana l'incoercibile tendenza a forgiarsi rassicuranti certezze a protezione dal sempre temuto kaos, dalla liquidità dell'esistere, e a continuare a ritenerle vere anche a fronte di dati, elementi, prove, esperienze che mostrano il contrario. Il Maestro Ryukerin, esperto seguitissimo di un micidiale "attacco senza contatto" fondato sullo sviluppo di un'immensa energia interiore, fu messo al tappeto in 2 minuti da un esperto di fisicissime arti marziali miste davanti alle telecamere della TV giapponese. La conclusione delle centinaia di seguaci non fu che la tecnica Kiai era una sciocchezza, ma che qualcosa (forse le telecamere?) avevano bloccato l'energia del maestro. La nostra vita è piena di cose così. Dentro di noi il Maestro Ryukerin non ha un momento di requie. Dove non vi è natura liquida, mobile, non attaccate mai la base della piramide. Il crollo vi travolgerà.

363. C'è questo commentatore televisivo che incalza Jimi Hendrix, cerca di metterlo alle strette

- Perchè ha fatto anche l'inno nazionale? Perchè ha deciso di farlo?

- Sono americano...l'ho cantato centinaia di volte a scuola...è stato un flash, tutto qui...

- Quel ragazzo era nella 101esima aviotrasportata. Anche lui ci ha scritto sdegnato. Non pensa che quando lei decide di eseguire l'inno in quel modo urta i sentimenti di migliaia di   persone?

- In quel modo? Quale modo?

- In modo non convenzionale, in maniera anticonvenzionale...

Jimi lo guarda. Cade dalle nuvole. Sgrana gli occhioni. Sorride.

- Ma io non l'ho fatto in modo anticonvenzionale. Io l'ho fatto così perchè pensavo che così fosse bello...

Ecco. E' questo. Le persone straordinarie non fanno le cose perchè sono anticonvenzionali, ecologiche, alternative, intelligenti, innovative, di sinistra, progressiste, ugualitarie, o   vattelappesca.

Le fanno perchè sembrano loro belle. Perchè è la loro bellezza. Perchè è la loro sintesi di bellezza a guidarli, dall'interno.

Buon Natale a tutti. Possa il Bambin Gesù portarvi la bellezza. E così sia.

364.   La sostanza è nulla senza la forma. E' la forma sensibile a parlare. La qualità non è nel contenuto, la qualità

dell'oggetto reale è la forma che esso assume ai nostri sensi, la sua configurazione sensoriale; il contenuto viene dopo, molto dopo (altrimenti Klimt potrebbe essere qualunque smanettone che dipinge un bacio). Questo vale per la pittura, la scultura, la letteratura, la musica. Ed è così che una persino una blatta, una mano che affonda nella carne, un banale piatto poggiato su un tavolo, "formalmente" trasfigurati, possono mostrare uno dei volti dell'universo. Ciò vale, in forme più complesse, per la vita intera. La verità è nulla senza lo stile. E in ogni caso, tenetevi la verità e lasciatemi lo stile, dove splende la bellezza.

365.   I manager leggano poesia. La piantino di leggere manualistica e fare corsi, e leggano poesia. Se sono davvero interessati all'innovazione, al superamento di vecchie routine, al rinnovamento di visione, al nutrimento di nuove prospettive, sappiano che tutto questo è incardinato in noi attraverso la prassi linguistica, e c'è uno strumento per eccellenza che scardina la "normalità" del linguaggio e lo slancia verso altri orizzonti: la poesia. I manager leggano poesia. La piantino di prendersi per il culo con boiate formative e leggano poesia (guardino pure la grande pittura del novecento). Ne usciranno migliori sul piano manageriale. E soprattutto sul piano umano. Il che ne farà ancor più grandi manager.

366.   Devi avere fede, certo. E' ce l'hai già, non è vero che non ce l'hai. Ce l'hai ogni volta che ti metti in macchina incrociando migliaia di altri veicoli; ce l'hai ogni volta che saluti tuo figlio e lo vedi sparire; ce l'hai ogni volta che vai dal medico per un fastidio e persino ogni volta che metti il

naso fuori casa, o che tu non lo metta e in casa inserisca una semplice presa di corrente. E' impossibile vivere senza avere fede; è praticamente impossibile. Stare lì e dar per certo che andrà tutto bene. Non è così. Non c'è garanzia alcuna che sia così. E vivere tenendo lì in un angolino, come un faro semi-occulto e che tuttavia rischiara, la consapevolezza di ciò, è fonte indiretta di mille piccole saggezze. Ma vivere ogni secondo "facendo finta" che così non sia, ergendo al vento imperscrutabile il tuo sorriso e la tua fede, è l'unico modo possibile   di   vivere   con   dimentica   pienezza. Abbi fede! E vai! E lascia andare!

367.   Ci svegliamo ogni giorno e apparecchiamo la tavola. Come imbonitori costruiamo la rappresentazione di noi stessi che vorremmo il mondo accettasse. Vendiamo apparenze, poiché il nostro "corpo sociale", che medierà ogni nostro rapporto col mondo, passa da lì. Facebook sta diventando il banchetto più in vista. Eppure. Eppure io so che una qualche grandezza può slanciare il suo volo maggiore quando non te ne frega più nulla dei banchetti, quando cammini dimentico nel mondo, perché "ci sei già". Non ancora però. Non adesso, per me. Perché in quel mercato io so che si gioca una partita che dà alla vita levità e un sapore sottile, gaudente: quello della frivolezza. E perché in quel mercato, ad altre bancarelle, o davanti alla mia, ci siete voi. E' questo per me è bello. ciò che ci rende speciali è uno stile! Poiché è pressoché impossibile non apparecchiare -è la dialettica delle nostre apparenze, così come fenomenologicamente si danno ai sensi degli altri, con gli altri stessi- allora c'è stile e stile di apparecchiamento. La "maschera" è ineluttabile (senza "maschera" non si darebbe nulla da vedere, poiché l'interiorità è invisibile), ma perdio,

ci sono maschere patetiche, maschere spacciatrici, maschere banali, maschere normali; e poi ci sono maschere straordinarie, uniche, indimenticabili. Sul palcoscenico del mondo.

368.   "Nutre la mente solo ciò che la rallegra". Agostino, Confessioni, XIII. Oh Agostino mio, non sono d'accordo! Quel "solo" rimbomba e stona. Nutre la mente ciò che la mente trasforma in nutrimento per sé. Anche la malinconia, anche la tristezza, anche la rabbia, anche il dolore. Questa capacità diventa poi attitudine a rallegrarsi con gratitudine. Di che? Di esser-ci, semplicemente. Che meraviglia l'esser-ci, in ogni sua sfumatura emozionale! Nella mia vita, io distinguo: rabbia, malinconia, dolore e tristezza, sono per me altro rispetto a gelosia, odio, concupiscenza. Le prime fanno parte di quella vasta gamma di emozioni che proviamo, la "musica sottile" dell'esserci. Anche le seconde. Ma le seconde hanno forse più alla base ciò che può essere chiamato l'errore-paura, dove l'altro diventa nemico. C'è però un meccanismo che ho più volte visto: quando le persone sono passate dall'inferno, quando risorgono da cose come gelosia, odio, concupiscenza (se risorgono), allora la loro luce è persino più forte, più splendente, ha una qualità più densa, rispetto a chi non ha mai provato quei sentimenti. Le tenebre esaltano la luce. Io dico dunque che hanno un loro senso nell'ordito del mondo (in molte cosmogonie, il diavolo è l'aiutante del dio, non un suo antagonista! E Lucifero -non dimentichiamolo- vuol dire "portatore di luce). Ma bisogna che se ne esca, che non ci si impantani, nelle tenebre. Solo allora esse acquistano tutto il loro statuto di "levatrici di splendore". Altrimenti è caduta. E nella caduta il dolore e la sofferenza.

369.   L'ansia è, tra tutte le espressioni emotive, forse la più connaturata, la più fisiologica, la più rispondente quando si consideri lo stato essenziale della condizione umana: l'incertezza. Contrariamente alla paura, che è timore di qualcosa di specifico, l'ansia ha ad oggetto qualcosa di indeterminato, di sconosciuto, di probabile, ed è quindi più sfumata, più sotterranea e dunque più insidiosa. Ma essa è naturale. Non una condizione patologica. Essa non va "curata", ma accettata e compresa. Si dimora nell'ansia e ci si specchia. Si guarda lì le vie infinite del possibile che davanti a noi si dipartono su piani ancora sconosciuti. Questa è la nostra condizione. Questo è ciò che ci rende umani. A partire da lì si coltiva il coraggio per rendere questa nostra condizione, una condizione di splendore, una condizione che viaggia sulla nostra chiamata alla responsabilità: quello delle scelte. In un mare eternamente fluido e mai immobile, e vastissimo, noi, scegliamo le rotte, con gli occhi a un orizzonte che balugina laggiù in fondo e più che una preghiera di fede nel cuore.

370.   Ci sono persone che sono come un sistema chiuso, impermeabile. La loro autoreferenza, il vestitino di verità di cui hanno ammantato i loro riferimenti, la mancanza arida di dubbi, nutrono situazioni relazionali che stanno in piedi solo se tu non poni differenze, solo sui tuoi eterni sì. Altrimenti è spregio e attrito. Da tali persone tu devi allontanarti. E se non puoi allora l'arte della finzione, meraviglioso lubrificante del teatro sociale, sia il tuo lasciapassare -ogni altra cosa sarebbe inutile- mentre vivi e coltivi ciò che ti nutre e ti da gioia altrove. Sei tu il mago.

Candido come una colomba. Scaltro come un serpente. Vola alto sulla vita. E sulla loro frigida fortezza.

371.   Perché vi difendete? Non difendetevi. Quando qualcuno vi dice: "ma sei in contraddizione!", non cominciate a difendervi, a cercare di mostrare che non è così -anche perché vi sono ragionevoli possibilità che lo sia. Dite piuttosto: "va, davvero? Sì, certo, è possibile! Sai, siamo una moltitudine là dentro! Fammi capire meglio: cosa vedi?". Insomma, volate anche attraverso gli occhi degli altri! La contraddizione non è un inciampo, non è un difetto nella vostra bellezza: è strutturale al vostro essere, ne esalta ricchezza e complessità. La contraddizione non va risolta, tanto meno eliminata. Ogni vostro scatto evolutivo prende forma dal movimento dinamico al suo interno, essa è tensione generativa. Non difendetevene dunque. Onoratela piuttosto, e governatela!

372.   E dunque la coerenza! Se la contraddizione è strutturale, se non è altro che il riflesso esterno del fuoco della molteplicità che in voi arde, allora essere coerenti che significa? Io credo questo: che la coerenza vada giocata rispetto alla parola, rispetto a ciò che dici e proclami -non importa quale gioco molteplice vi sia dietro. Se le tue parole indicano qualcosa, le tue gambe e il tuo cuore devono seguire, la tua azione deve specchiarne il senso. E' ciò che io chiamo integrità. Il contrario dell'integrità non è incoerenza. Il contrario di integrità è ipocrisia. Per esempio: se sbandieri la tua matrice cristiana, se ne fai il fulcro della tua identità - come individuo, ma anche come nazione- e poi non offri parte del tuo mantello a chi in quel momento vive una difficoltà, allora non sei incoerente; sei solo un ipocrita. Puoi fare quello che vuoi, inteso -ci sono mille modi di stare al

mondo, e d'essere degni- solo, non scassare le patate con Gesù.

L'integrità crea chiarezza, limpidezza. L'ipocrisia intorbidisce, spaccia pessima roba, che intossica. Una società limpida, organizzazioni limpide, persone limpide, è ciò di cui abbiamo bisogno.

373. Un passaggio cruciale che deve avvenire è la comprensione piena e serena del fatto che non appena le vostre parole lasciano la vostra bocca non vi appartengono più. La lingua insemina; ma è la testa, la mente, l'esperienza, il mondo dell'altro a forgiare, come un ventre ingravidato, la creatura, ovvero il senso compiuto che ne viene fuori. Guardatela, quella creatura, partite da lì. E' lì che il processo si compie e riavvia il ciclo. Questa volta nella vostra testa.

374. Dopo che hai nutrito la tua meraviglia, dopo che hai imparato a gestire la tua tigre, dopo che hai curato i tuoi pensieri e le tue parole, e li hai fatti camminare, dopo che hai spinto la tua curiosità verso orizzonti mai adagiati, dopo che hai costruito ponti verso i tuoi sogni e il tuo cuore, dopo tutto questo, c'è un'ultima cosa che ti resta da fare per attraversare la vita con abilità e saggezza: cercati un buon avvocato. Anzi, cercati un avvocato con le palle quadrate, o una con le gonadi a triangolo. Insomma, che sia davvero abile. Perché arriva sempre il momento in cui un avvocato così farà tutta la differenza.

375.   La guerra! E' vero che esiste perché ci sono gli Stati a dichiararsela, e gli Stati sono "entità" reali, non meno reali degli individui che li compongono, solo, riposanti su un diverso ordine logico. E gli Stati -ma anche qualsiasi altro "gruppo, e qualunque ideologia da questi espressa"- possono avere volontà e obiettivi che non sono quelli degli individui, che vanno contro quelli degli individui. Questo è il motivo per cui io sono "un individualista", per cui preferisco l'individuo. Ma è anche vero che la guerra esiste perché essa è nella modalità operativa degli individui. Essa è già presente nella nostra vita quotidiana, in migliaia di gesti. E qui il problema è emozionale -quante carezze hai ricevuto?- e culturale -quali sono le idee correnti su cose capitali come cos'è l'io? Cos'è l'identità? Chi sono gli altri? Che cos'è la vita? Come si vive, per dare corpo a cosa e con quali   valori?
No, non è ineliminabile la guerra. Ma fino a che, a monte, non metteremo mano a questa roba sarà la naturale conseguenza del nostro torbido procedere. Che nessuno slogan pacifista a valle fermerà mai.

376.   Una frase taoista dice: "se la persona è giusta anche il mezzo sbagliato funziona nel modo giusto; ma se la persona è sbagliata anche il mezzo giusto funziona nel modo sbagliato". Io dico che vale la pena spostare la focalizzazione dai mezzi e metterla sulle persone. Credo che il mondo se ne gioverebbe. Ogni mezzo è legittimato da una cultura, da una società e da un tempo. Riduce la complessità e indica una via da seguire. Arbitraria, ma che deve essere mostrata come assoluta, giusta. Quella complessità però, la vita nel suo tumulto che la costituisce, scappa via da tutti i lati. Val

la pena considerare punti di vista del tutto ostici, che da qualche parte o in qualche tempo sono stati o sono del tutto legittimi. La "persona giusta" è una ricerca. Nello spazio. Nel tempo.

377.　La natura è il mio pozzo dell'estasi senza fondo, non la nutrice della mia creatività da riportare nel teatrino competitivo. Se lo cerchi, non ce l'hai ancora. E non lo avrai. Se non lo cerchi, cominci a sentirne il canto. Se lo guardi dritto negli occhi non lo vedi. Se guardi altrove, appare in tutta la sua dolcezza. E viene con te, nascosto.

378.　Sii elegante, almeno nelle feste. L'eleganza è importante, non trascurarla, perché sebbene dietro essa non dimori necessariamente l'intelligenza e che persone intelligenti non si curino spesso d'essere eleganti, è parimenti vero che poche cose sono tristi e avvilenti come la stupidità che s'accompagna alla sciatteria, e che un'intelligenza che sappia adornarsi d'eleganza allieta sommamente gli occhi e il cuore. Così, tu, sii elegante almeno. Questo ti preserverà dalla deriva del fondo della mediocrità lasciandoti aperta nel contempo, qualora tu abbia curato la mente a sufficienza e nel giusto modo, la possibilità d'essere tra quelli che recano letizia e luce al mondo.

379.　Qualcuno mi dice che non parlo mai di Dio. Bene, io ci ho parlato con Dio. Mi ha detto: "scordati che esisto. E' l'unico modo per fare la cosa giusta con animo limpido, credimi". Credimi? Ah ah! Mi è stato simpatico. "Ok, ti credo -gli ho detto". "E ti scorderai anche questa nostra chiacchierata, ok?". "Ok, bene". "Ci si vede" – ho aggiunto. Si è fermato. Ha alzato, girandosi, un elegantissimo sopracciglio blu notte. "Forse". Così vedete, adesso non so più se tutta 'sta storia me la sono sognata, me lo sono inventata. Oppure è vera. A volte mi capita, studiando, osservando quale straordinario miracolo sia la nostra biologia, oppure quando da solo, sperduto nei miei Monti Iblei, cammino, in silenzio: giro la testa, per vederlo. Guardo. Ma appena lo faccio, svanisce.

380.   Se incontri il tuo coach, se incontri il tuo coach perfetto, uccidilo! Stacci un po' accanto, e poi uccidilo. Se non lo fai, vuol dire che non ha funzionato. Se non lo fai vuol dire che non ci sei ancora. E non c'è persona al mondo che può portartici.
Non c'è alcun senso se non lo sferragliare potente della vita in   te.
Se incontri il tuo coach, il tuo maestro, il tuo mentore, il tuo consulente,   il   tuo   esperto,   uccidilo.   E   arrenditi, fiammeggiante, alla vita.

381.   Io, io, io. Io non sono io. Io sono l'intero pianeta e tutto ciò che è in esso. E sono voi, quando vi parlo, o mi parlate. E anche voi siete l'intero pianeta e tutto quello che oltre e al di là di esso si estende immane e bellissimo e glaciale. Siate dignitosi, fieri, in ogni istante della vostra vita, perché siete immensi. Siate dignitosi e fieri nell'ora della morte, perché siete immensi. Perché adesso siete il pianeta più una coscienza scissa, e delle mani. Poi sarete totalmente,

definitivamente e regalmente il biancazzurro pianeta che viaggia maestoso nello spazio.

USCITA

382.   Sta lontano da ciò che ti deprime. Mangia tutto, pochi grassi. Nuota a mare; quando non più possibile, un po' di movimento, mai al chiuso, sempre col cielo addosso. Prendi olio di pesce e vitamine del gruppo B. Bevi acqua appena sveglio, sette sorsi almeno. Vino, non troppo, e con gioia. In città cammina in bici. Ogni volta che puoi va in campagna e apri i sensi. Libri che t'appassionano, che aprono orizzonti e stupore. Lontano da ogni tipo di carriera o appartenenza: consumano la tua libertà. Stai coi tuoi figli, osservane il miracolo e partecipaci: da lì a poco se ne andranno. Parla con persone belle, aperte, intelligenti; con gli altri stai in superfice o fingi con creatività e strategia. Stai accanto alla tua compagna, crea luoghi di bellezza con lei. Metti leggerezza e gioco nelle cose, mai sul serio, soprattutto con te stesso, e prenditi sempre la tua responsabilità. Stai attento, rimani aperto, sii irriducibile a ogni chiusura. Usa il tuo tempo con saggezza e dallo solo a chi lo merita. Viaggia. Scrivi.

E' questa, tutta questa, in fondo, la mia filosofia e la mia politica esistenziale. Ben poca cosa. Un passo della cimice. E aria, e luce, a dar vita ai polmoni. E fede, a sostenere il passo.

383.   Il punto è che mi ha sempre interessato, più che ogni altra cosa, essere felice. E che in ciò io, per qualche alchimia che in me ha preso forma, proveniente da stimoli, storie, personaggi, filosofie le più diverse, abbia identificato un'irreparabile minaccia in tutto quello che occorre fare per

coltivare cose come una carriera, un percorso di prestigio, ai quali si abbinano normalmente più floride e sostanziose fortune economiche. Io ho visto cioè quanto poco felice m'avrebbero reso migliaia d'ore ad attendere a qualunque progetto d'impero professionale, chiuso in stanze, non importa di quale prestigio e lontano da incombenze come uscire la mattina con la mia signora, starmene con lei in giro e pranzare, o il pomeriggio dare una scorsa ai compiti dei miei bambini e dopo passeggiare, insieme, e andare a vedere il ritorno degli storni a frotte e il sole che scende verso l'orizzonte, o andarmene in campagna, dove i sensi respirano con pienezza e dove nella natura ho sempre sentito oscuramente il tempio splendido della mia religione, o scambiare due chiacchiere con le persone a cui tengo; tutte cose dove, invece, io mi sento molto felice. Tale visione è uscita sempre rafforzata ogni volta che ho avuto modo di osservare le forme della vita proprie di chi è immerso nel veloce flusso dell'attività produttiva, della carriera, e quanto più alto era il livello, quanto più lontano io mi sentivo, tanto difficile mi pareva ciò che vedevo nelle loro vite private. Non faccio di questo un vanto e meno che mai un giudizio, sia perché non sono mancate eccezioni, sia perché alcuni li ho stimati e li stimo, sia perché ad esser tutti come me, sarebbe rimasta molto probabilmente l'umanità ferma ad una civiltà pre-tecnica, naturalistica. Non credo sia cosa auspicabile. In realtà, pur non disprezzando io affatto la prosperità e il benessere economico e non trascurando in alcun modo strade possibili e progetti per giungervi, in tutto questo sono stato facilitato dall'assoluto disinteresse verso ogni forma di potere e di governo sugli uomini, o sulla terra, o sulle questioni collettive, siano esse politiche od economiche, che anzi io trovo la mia condizione naturale in un appartato accudimento di me stesso, in una posizione di seconda e terza fila, e nel poter disporre, a mio piacimento, delle mie ore e della mia contemplazione. Una grande gioia –vasta, intensissima, inebriante, assoluta- m'hanno dato e mi danno in quelle ore le mie avventure della mente; la lettura e lo studio di grandi del passato e del presente e di tutti coloro che hanno fatto della ricerca su cosa sia questa nostra condizione umana e la vita, in ogni sua possibile accezione, il centro della loro esistenza. Alcuni di essi ho preferito più di altri, forse quelli che più vicini ho sentito nel loro piacere alla vita ritirata. Diogene, Epicuro, Montaigne, Spinoza, Wittgenstein, Lao Tzu, Magritte, per dirne alcuni che mi sovvengono adesso. E tanti altri, tra quelli, non considerati nella storia occidentale delle idee, che arrivarono a dire frasi come: "un uomo non dovrebbe lasciare nella sua vita tracce sulla terra che il vento non possa cancellare in una giornata". Non nego che grande piacere mi da il condividere il frutto di queste mie ricerche con altri che hanno la pazienza d'ascoltarmi, e che lì trovo l'espressione più compiuta del mio essere sociale e il punto più convergente tra le mie inclinazioni e ciò che potrebbe esser definito un ruolo professionale. Un contributo al mondo in cui credo, e che professo, con passione. In tale forma, oltre non vado. Posso concludere dicendo che, essendo ciò che mi definisce, per quanto io possa vederlo, abbastanza congruente a quanto ho detto, e vedendo le scelte che sin qui, a 48 anni, io ho compiuto e in cui quasi mai ho lasciato nel rapporto coi miei simili tracce di segno negativo –e le volte in cui ciò possa essere accaduto, più che nutrire in me sensi di colpa, sono lì a ricordarmi semplicemente la mia umanissima condizione di imperfezione- mi pare di aver condotto la mia vita nel più saggio e nel più conveniente dei modi. Ne è derivata una condizione interiore di profondo benessere e gratitudine, un'inclinazione alla sorpresa, alla meraviglia e allo stupore per la vita, e in definitiva, una condizione di semplice felicità. Sono cioè arrivato, esattamente, dove aspiravo ad arrivare. E guardo con fiducia al cammino, spero lungo ancora, che mi resta da compiere.

384.   Stamattina, nel rivedere le mie cose, c'erano questi due libri davanti. I miei. Li guardo sempre con stupore, sorpresa, incredulità. Sono due libri lunghi, dal respiro ampio, l'architettura complessa. E sento, sfogliandoli, sempre una sorta di estraneità, come se a scriverli non fossi stato io. Com'è stato possibile? Mi piacciono, molto. In effetti credo che "Piantala di essere te stesso!" e "Il codice segreto delle relazioni", siano in grado, insieme, di mutare prospettiva a una persona. Di cambiarle la vita, forse, e renderla più felice. E pensavo che il motivo reale, fondamentale, che mi ha spinto a scriverli, oltre a una storia che un giorno racconterò, è per spiegare a me stesso perché io sia così felice, dove sta la radice del mio fondamentale stato di pace ed entusiasmo col mondo. Volevo capirlo, io, innanzitutto, prenderne coscienza, perché sembrava una cosa piuttosto infantile, da fanciullino insomma -così spesso me la rimandano. Io sapevo che non era solo così e volevo espanderle quelle ragioni, che sono un percorso. Ma c'è una seconda ragione, forse ancor più importante, che mi ha dato poi la forza, la determinazione, la pazienza, la tenacia, di portare a compimento i due viaggi. Io volevo spiegarlo a qualcun'altro, lasciare loro la mia voce -sapete, avessi dovuto sparire all'improvviso, capita. Qualcosa tipo: "papà era questo, pensava questo". Ecco, io credo di aver scritto

questi libri per voi, amori miei immensi; perché un giorno voi sapeste come papà immaginava fosse un sentiero dove splende la bellezza! Non è il vostro sentiero e non deve esserlo -ognuno ha il suo, e voi costruirete il vostro- ma volevo che voi sapeste come io ho percorso il mio, insieme alla splendida, straordinaria donna che è vostra madre.

Michelangelo, Maddalena, vi amo! Più di ogni cosa al mondo! Avervi accanto è un privilegio che mi lascia ogni giorno senza fiato!

385.   Lei non sa chi sono io!

- Oh, ma neanche lei sa chi è lei!
- Ma che minchia vuole dire?
- Che nessuno di noi sa chi è, e che per certi versi ne sanno più gli altri di noi.
- Ma che cosa sta dicendo? Mi sta prendendo per il culo?
- No, assolutamente! Ora, per esempio, lei lo sa che faccia ha in questo preciso momento, mentre sta parlando con me?
Silenzio.
- Ecco, vede? E consideri che non si è se non nell'apparire, che non esiste essere senza il suo apparire. E quindi, mi dica, chi sarebbe lei, visto che non lo sa neanche lei stesso?
- Lei mi sta prendendo per il culo
- Oh, ma ancora! Ma allora non ha capito!
- Cosa?
- Che ci si prende sempre per il culo, che si vive in una costruzione, in una finzione. Sempre! La prima finzione è per noi stessi; sì, per noi medesimi. E poi viene quella per gli altri. Ma se lei raschia, se lei prova a raschiare sotto

quella finzione, non ci troverà nulla. Niente, caro il mio signore dalla faccia arrabbiata. Che se lei mi dice che non so chi è lei, io posso tranquillamente risponderle che è certo che lo so: lei è niente! Lei non è nessuno, mischiato con niente

- Ma come si permette?

- Oh, si calmi, mio caro signore dalla faccia indignata, anch'io lo sono, o non lo sono.

- Ma che cosa?

- Nessuno mischiato con niente. Ma c'è una differenza, signore dalla faccia sbalordita. La differenza è che io lo so. Lei per contro, e buona parte dei signori come lei che passeggiano in questo teatrino che è la vita, l'ha dimenticato. O meglio, non l'ha mai saputo. E ve ne andate in giro gonfiando quelle illusorie pennette colorate, a cercar di cavalcare un'apparenza che vi sfugge invece da tutti i lati. Ma oggi lei ha una possibilità.

- Cosa? Ma che dice?

- Cosa dico? Che lei ha una possibilità. Quella di essere contemporaneamente lì sul palcoscenico e laggiù in platea. Dal teatro non si esce sa; però ci si può stare da svegli. Addio mio caro signore dalla faccia incredula. Non saprà mai chi sono io, e neanche chi è lei. Ma può provare a recitare meglio. Un po' meglio basta, sa? Perchè così proprio non va. Addio.

- Ma è terribile

- Ehem…e lei chi è?

- Mi scusi, non ho potuto fare a meno di ascoltare, ed è terribile; questa cosa di essere niente mischiato a nessuno, è una condizione di assoluta tragicità

- Bah, sa, può essere tragica, o comica, o intrigante, o tenebrosa, o luminosa. Dipende da quello che lei ci mette.

Siamo responsabili. Ascolti, ascolti il suono: respons-abili, ovvero abilitati alla risposta. Ed essendo anche niente mischiato con nessuno lei può scegliere di essere chi vuole. Questo è uno strano teatro sa, che ubbidisce agli sguardi.

- Cosa vuol dire con questo?

- Voglio dire che tende ad assumere la forma che lei ci vuol vedere

- Ma la sofferenza esiste ed è reale, e produce male, e ne è anche prodotta.

- Oh, è reale per lei, ma non è male. Le dirò una cosa: questo teatro può contenere rappresentazioni terribili, eppure resta un magnifico teatro, in un palcoscenico che mai cessa di essere tremendamente bello e sfrontatamente buono.

- Buono? Ma scherza? Non so di cosa sta parlando

- E' mai stato al cinema? Le è mai capitato di vedere una trama dove accadono cose nefaste, orribili, tragiche, e poi appena uscito sente dentro di lei il rombo vertiginoso del sublime, del bello, qualcosa che la porta a dire: "che grande, che immenso film è stato! E' stato perfetto!"

- Certo che mi è capitato, ma a differenza che nella vita, da quel cinema io posso uscire. Da questo cinema invece non si può uscire. Ci si è incastrati dentro.

- Lei ha ragione mio caro signore: non si può proprio uscire. Ma ha anche torto, perché non è vero che ci si è incastrati dentro. Non ci si è incastrati dentro affatto.

- E quale sarebbe il modo per non esserci incastrati dentro?

- Cerchi, amico mio, cerchi, e nel frattempo si diverta, quanto più possibile, e non abbia il culo stretto, sia generoso, e non tarpi la meraviglia.

- Sì, certo; ma lei l'ha trovato?

Trovato? Cosa?

Come cosa? Il modo!

- Oh, io ho solo fatto finta di averlo trovato

- Beh, ma se, come lei afferma, la vita è un teatro e ogni cosa è solo finzione, allora l'ha trovato?

Silenzio

- Non so, amico mio. Addio.

386.   Non è che capiti tutti i giorni: un cartello lì, chiarissimo, ad un angolo di strada, con su scritto la parola "Verità" e una freccia. Così l'ho seguito. Ho cominciato a camminare in quella direzione. Attorno a me sfilavano una dietro l'altra alte colline ed ognuna aveva in cima il suo fastoso tempio. Un mucchio di gente svoltava verso una di esse, tutta quella roba a cui le persone si aggrappano: macrobiotica, cattolicesimo, islam, ateismo, meditazione bianca, meditazione blu, training autogeno, respirazione catartica, counseling, sesso droga e rock'n'roll, extraterrestri, la via del diamante, la via dell'umiltà, crescita personale, pienneelle, psicoterapia, reincarnazione, campane tibetane, bilanciamento neuronale. Ad ogni svolta il mio cartello indicava altrove, quel cammino proseguiva, e così camminai un altro bel pezzo, da solo. Poi la strada cominciò a salire, leggermente –era quella la mia collina? Non c'era però il sentiero e non c'erano neanche più cartelli. Niente più cartelli. Avanzavo in mezzo al lentischio in fiore e il timo odoroso, e c'erano un mucchio di piccoli fiori, e ognuno aveva la sua forma, il suo colore. L'aria si fece profumata, il cielo limpido; l'erba splendeva che pareva smeraldo e uccelli solitari lanciavano il loro richiamo. Beh, mi sdraiai lì, con un legnetto aromatico in bocca, e mi godetti l'alito del

vento sulla pelle. M'ero scordato della verità, non pareva più così importante. Vidi con la coda dell'occhio la cima della collina. Chissà. Mi alzai e feci l'ultimo tratto tra i muschi e i licheni. E poi accadde –lo sapevo, me lo sentivo. Ad un certo punto da lì, dal crinale in cima, apparve mio nonno. Cazzo, tuffo al cuore. Non lo vedevo da 30 anni. Aveva il suo berretto, quello che m'ero tenuto io e che un giorno luttuoso avevo perso chissà dove in qualche strada di Roma, dove abitavo. Accanto, la sua zappa, quella grande, quella che mi lasciava pulire a 5 anni con la lama, quando il terreno ghiaioso appiccicato diventava troppo pesante. Lo sapevo. Lui m'avrebbe detto. Aspettai. Aspettai. Poi, finalmente, con quello sguardo e quella pelle di cuoio mi rivelò ciò che aspettavo, ciò per cui ero salito fin lassù. "Sei vivo" –disse. Lo guardai. Bene, certo. Intuii. Lui era morto, e io ero vivo. Era così. Aspettai il resto. Aspettai. "E poi?". Sorrise. "E poi niente. E poi basta". E poi basta. Lo guardai come solo gli sciocchi quando pensano di avere il potere di provocare fanno. "E tu, lì allora, dall'altra parte? Che mi dici?". "L'altra parte? Quale altra parte?". "Tu". "Io? Io non esisto. Io sono solo il tuo sogno. E tu sei il mio". "Io, il tuo? Come faccio a essere il tuo sogno, se non esisti?". "Già. Io non esisto. Eppure tu sei il sogno, proveniente dal nulla. E sei vivo. E' questo il miracolo?". Già, era quello il miracolo? Alzai la testa per rispondergli, ma se n'era andato. Cazzo, avrei voluto chiedergli se, ancora una volta, un'ultima volta, avremmo potuto annaffiare insieme i piselli mentre i fili di ragnatela danzavano nell'aria. Avevo la mano più grande adesso. Ed ero vivo. Me ne stetti ancora là, sdraiato, con una manciata di terra forte in mano e il cuore che franava nella bellezza. Laggiù, sotto di me l'altra terra bruna si dispiegava per centinaia, per migliaia di chilometri, rotolando sotto il sole, e le nuvole, e la pioggia, e milioni di individui lottavano, imbastivano storie. C'era sofferenza anche, dolore, e lacrime. Molti avevano paura. Ma c'era anche coraggio e speranza e fierezza. Me ne stetti lì, fermo, immobile, vivo. Vivo. Le rondini mi sfrecciavano intorno inghirlandando traiettorie e geometrie. Il loro trillo era cristallino, era pura gioia. Me ne stetti lì. Tra un po' saremmo tutti svaniti nell'aria con un plop magico. Ma non toccava ancora a me, non ancora. Con me, in quel momento, il tempo e gli dei erano clementi. E perdio, se era dolce l'aria.

387.   Appena morto, arriverò là; ci sarà qualcuno ad attendermi e al gate d'ingresso le domande di rito. Mi chiederanno: "bene, lei è stato...è stato...(controllo di carte)...ah, Terra, pianeta Terra. Ci dica, quali sensazioni si porta via con più forza, cosa ha amato di più, cos'è che l'ha colpita? Mi illuminerò, un po' trasognato, gli occhi socchiusi: "le cozze crude e le acciughe salate...l'odore della lacca di mia madre: splend'or...la sensazione tra pancia e petto quando in campagna cammini, i piedi che vanno...la scrollata di spalle di mio nonno e quello sguardo...il tuono lontano e il profumo di pioggia che arriva...l'odore di paglia bruciata, sotto il sole accecante...l'acqua attorno, fresca, quella volta che nuotavo nella striscia d'argento della luna, di notte...Il rock, certo rock, e alcune sinfonie...la lotta a letto, le mattine, coi bambini, e mia moglie a intervenire, nel peso dei corpi, e le risate: la famiglia mio dio, che bello!...il ronzio degli insetti nel silenzio...certi vini: va, che roba!....la zagara, nell'aria, a primavera...Il primo passo sul ciglio dell'albergo, e là fuori una città, una terra, un popolo da scoprire...Una certa tristezza malinconica, certi giorni". "Bene" -mi

interromperanno- e come è andata dunque; bilancio?". "oh, bene...sissignore, benissimo...ne è valsa davvero la pena, signore". "Ok, splendido, vada pure". "Certo sì...ehem..e dov'è che vado? Destra o sinistra?". "Oh, dove vuole, è indifferente...lei si dissolverà tra 5 minuti". "ah, magnifico! Grazie. Di tutto.". "noncedichè!".

388.   Morto, al terzo giorno mi si bruci. Si prenda dunque il
giovanissimo albero di ciliegio che si era fatto crescere
insieme e nel tempo debito ci si rechi nella piccola radura
nascosta, nei selvaggi iblei, lì dove sapete. Si scavi la buca,
non lontana dalla grande quercia, nel punto stabilito. Si
prendano le mie ceneri e si pongano parte in fondo alla
buca, parte attorno ad essa, nella fresca terra smossa. Si
metta a dimora il giovane ciliegio e si ricopra la buca con la
terra, dandogli acqua. Venite dunque a trovarmi lì quando
volete -sarà bene quando lo farete, sarà bene quando non lo
farete. Ma soprattutto venite in due occasioni dell'anno. Nel
periodo della fioritura, state presso di me, e il bianco-rosa
odoroso, e sotto il cielo. E poi quando le ciliegie sono mature
e in non più di due giorni gli uccelli vengono a cibarsene
lievi e poi volano via.
Questo è tutto. Questo è il tutto.

"E poichè niente si distrugge, gli atomi che vengono
sottratti a una cosa, costringendola a invecchiare, vengono
aggiunti a qualcun'altra, permettendole di sbocciare. Il tal
modo il mondo si rinnova continuamente, e le cose mortali
intrecciano il loro mutuo scambio vitale. Alcune specie
crescono e altre diminuiscono, e nel volgere del tempo le
generazioni dei viventi si passano di corsa, come staffette,
la fiaccola della vita".
Lucrezio - "De Rerum Natura"- Libro II, 66-72

Sommario

www.ingramcontent.com/pod-product-compliance
Lightning Source LLC
Chambersburg PA
CBHW070855290526
45795CB00001B/137